L'Esprit d'Esculape

L'Esprit d'Esculape

par les docteurs CABANÈS et WITKOWSKI

Avec figures

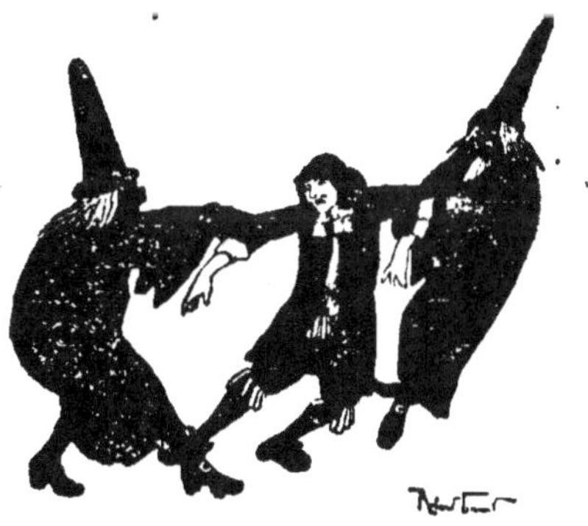

PARIS
LIBRAIRIE E. LE FRANÇOIS
91, BOULEVARD SAINT-GERMAIN, 91

L'Esprit d'Esculape

Au Lecteur S.

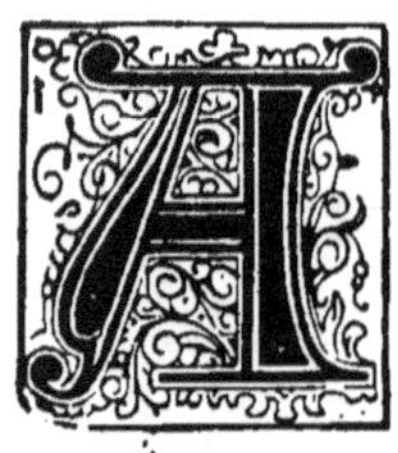MY, *voy cy paroistre ung tres ioyeux volume*
Où le rire s'espand, bon creueur d'apostume...

Antiene du bon Lecteur :

Par Sainct Cosme (dis tu) tous ces myres sont fols
De conter tout à trac leurs gausses & leurs dols ;
Et croyent ilz, s'esballant aux pentes du Parnasse,
Y treuuer quelque unguent qui nostre dueil efface ?
Encor que griesuement nous poinct de trespasser,
Bien voy-ie par ainsy qu'il nous fauldra passer
En la nauf de Charon les stygiales undes.

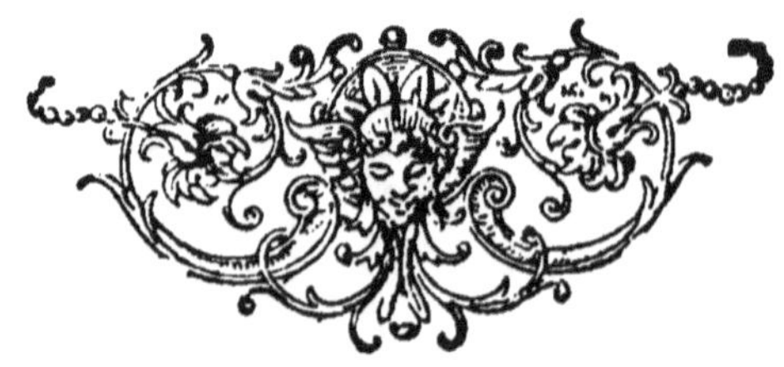

Respons des Autheurs :

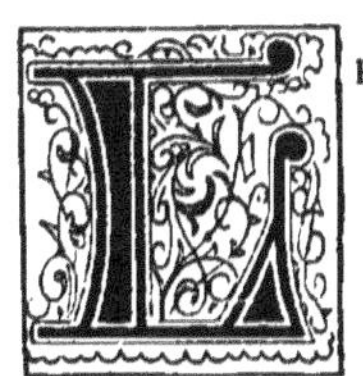ES *Reistres de Magbet armés iusques ès-dents*
S'aduancent come nous musscs foubz verdes frondes,
Eux guerdonans la Mort, nous la Mort repoulsans.
De noz deuis prend donc ta part, fol qui murmure;
Esguay tes maulx au chant de noz oyseaux iaseurs,
El fi tu veulx doubler tousiours, crains l'escorcheure
Des engeins mal playsans que te cachent noz fleurs.

Gaudeas hodiè, cras forfan patiendu
est tibi.

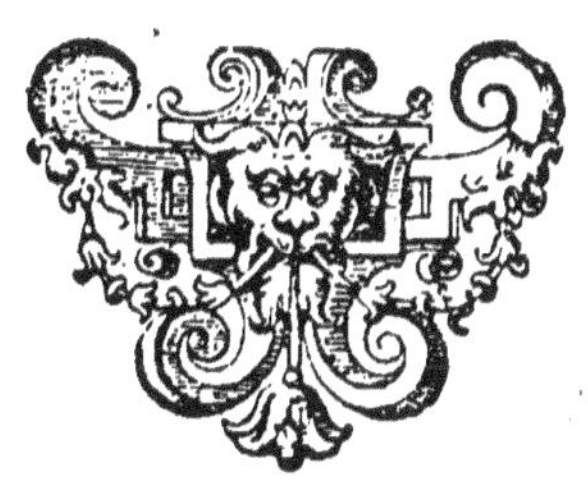

L'Esprit 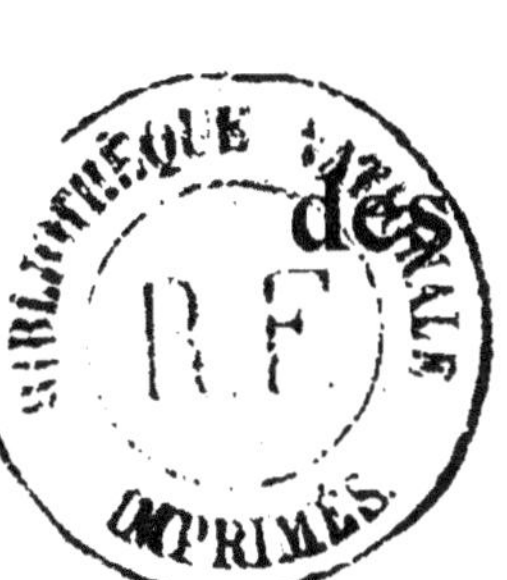 des Malades Célèbres

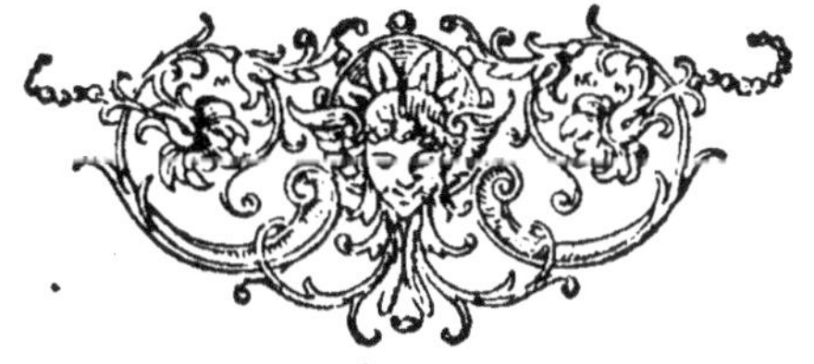

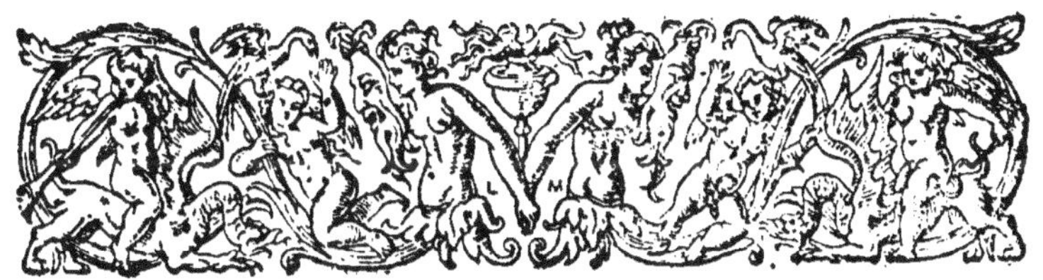

CHAPITRE PREMIER

L'Esprit des malades célèbres.

CABOT JUSQU'A LA FIN

Le littérateur Cerutti, auteur de la *Feuille Villageoise*, en 1789 alité et fort souffrant, fit appeler en consultation le fameux Antoine Petit :

— « Docteur, lui dit-il, je suis un vieux drame qui ne sait comment finir. Eh ! bien, j'ai imaginé d'appeler un *génie*, pour amener un heureux dénouement. Je me confie donc à vos soins. » Et le génie invoqué le ramena à la santé.

✣ ✣ ✣

CONTRE LES MÉDECINS GRECS[1].

Un médecin demandait à Pausanias comment il faisait pour se porter si bien : « En ne me servant

1. Witkowski, *Le mal qu'on a dit des Médecins*, 1re Série : Auteurs grecs et latins. Librairie Masson.

pas de toi », répondit celui-ci. « Les Grecs, disait Caton, lui-même grossier empirique, ne pouvant vaincre les Romains sur les champs de bataille, leur envoient des médecins qui les tuent dans leur lit. » Aussi, injuriant les iatres grecs qui prenaient le titre de *medici*, il voulait qu'on les appelât *mendici*, parce que, désertant leur patrie où ils avaient failli, ils venaient à Rome, *ut fortunam sibi mendicent.*

✣ ✣ ✣

CHAUVINISME SURAIGU

Le feu duc PASQUIER faisait du patriotisme même en se faisant la barbe. Il avait défendu qu'on lui présentât des rasoirs anglais. Bien mieux, se trouvant un jour indisposé, (il était âgé, à l'époque, de plus de soixante-dix ans), il prit des pilules prescrites par son médecin et en obtint les meilleurs effets. Mais quand il apprit que ces pilules étaient composées selon une formule anglaise, il se refusa constamment depuis à en avaler une seule.

✣ ✣ ✣

RÉFLEXION D'ÉCERVELÉ

LA FEUILLADE, ayant été blessé à la tête d'un coup de mousquet en 1665, au siège de Landrecies, les chirurgiens qui lui mirent le premier appareil lui dirent que le coup était dangereux, et qu'on lui voyait la cervelle. — « Ah! parbleu, dit-il, messieurs, prenez-en un peu et l'envoyez dans un linge au cardinal Mazarin, qui me dit cent fois le jour que je n'en ai point. »

SANG-FROID D'OPÉRÉ

Un certain Urbain, de Bar-sur-Aube, homme de beaucoup d'esprit, subit la cruelle et douloureuse opération de la pierre sans jeter un cri. Il n'ouvrit la bouche que pour dire au lithotomiste, prêt à lui insinuer la sonde : « Travaille, savetier, la boutique est ouverte. »

✧ ✧ ✧

CRI DE JEUNE MÈRE

La jeune duchesse de La Rochefoucault-Liancourt, étant accouchée pour la première fois, eut un accouchement très laborieux. Sa vie fut plusieurs fois en danger. Lorsqu'elle fut délivrée, et qu'on lui eût appris qu'elle avait un fils, elle s'écria : « je m'en réjouis, il n'accouchera pas ! »

Corresp. litt. sec. 1788[1].

✧ ✧ ✧

STOÏCISME D'UN ACADÉMICIEN

Comme La Condamine ne pouvait aller à l'Académie, il se faisait apporter le compte-rendu des séances. Ayant ainsi appris qu'un jeune chirurgien venait de proposer une opération très hardie et *nouvelle*, pour une des maladies dont il était attaqué, il le fit venir : « Répétez sur moi-même l'opération. » — « Mais si j'ai le malheur de ne pas réussir ? » — « Eh bien,

1. Voir Witkowski, *Anecd. historiques sur les accouchements et les Accouch. à la cour*. Libr. Masson.

cela ne peut avoir aucun inconvénient pour vous. Je suis vieux et malade : on dira que la nature vous a mal secondé. Si, au contraire, vous me guérissez, je rendrai moi-même un compte exact de votre procédé opératoire à l'Académie, et cela vous fera le plus grand honneur. »

Le jeune chirurgien consent à l'opération. Poussé par la curiosité, le malade ne se contentait pas de souffrir, il voulait encore voir comment on opérait « Allez donc doucement, Monsieur.... Mais, Monsieur, je ne vois pas votre manière d'opérer, je n'en pourrai jamais rendre compte à l'Académie.... » On n'est pas plus stoïque.

✤ ✤ ✤

UN MESUREUR DU MÉRIDIEN, QUI NE PERD PAS LE NORD

Deux jours avant sa mort, le même LA CONDAMINE (à qui nous devons le *curare*) fit un couplet plaisant sur l'opération chirurgicale qui le conduisit au tombeau, et, après avoir dit ce couplet à un de ses amis qui venait le visiter : « Il faut que vous me laissiez, continua-t-il, j'ai deux lettres à écrire en Espagne ; peut-être, l'ordinaire prochain, il ne sera plus temps. » Il mourut le soir même.

✤ ✤ ✤

LE POÈTE DE L'AMOUR, SOIGNÉ PAR UNE RELIGIEUSE

Une jolie anecdote sur Alfred de MUSSET, peu ou prou connue.

La sœur d'Alfred de Musset a raconté, que le poète

des *Nuits* et de *Rolla* était souvent souffrant et que
c'était un malade capricieux qui ne se laissa soigner
par personne, jusqu'au jour où, sur le conseil de la
marquise de Castries, on alla prendre une garde-ma-
lade parmi les religieuses du Bon-Secours. Cette reli-
gieuse, la Sœur Marceline, était si douce, si bonne,
qu'elle gagna vite le cœur de Musset.

— Il m'obéit comme un petit enfant, disait-elle.

Néanmoins, une nuit qu'elle s'était assoupie, le
poète quitta doucement son lit, sortit sans bruit de sa
chambre et se glissa dans la salle à manger. Il ouvrit
le buffet, prit quelques fruits et alla se recoucher.
Sœur Marceline se réveilla.

— Comment! vous êtes à la diète, et vous mangez! gronda-t-elle.

— Oui, mais ce que je mange ne peut me faire que
du bien, sourit Musset.

— Ces fruits crus?

— Sont des poires de bon-chrétien!

❖ ❖ ❖

PRÉVISION MÉLANCOLIQUE

Un jour, Alfred de MUSSET convia un artiste de
ses amis à dîner chez sa mère; mais, durant le repas,
il se montra morose et comme accablé, ne mangeant
pas, gardant un mutisme farouche. Mme de Musset
essaya de dissiper sa tristesse. Ce fut en vain.

— Alfred, dit-elle, es-tu malade?

Il répondit avec effort.

— Soigne-toi, mon enfant, je t'en supplie!

Alors il s'anima ; un feu sombre s'alluma dans son regard :

— A quoi bon ? Je ne ferai rien pour me détruire. Mais je ne ferai rien pour me sauver.

— Ne parle pas de la sorte, mon cher fils. C'est affreux !

Il secoua la tête, sa jolie tête où l'hiver commençait à neiger, et il ajouta :

— Mieux vaut mourir, je vous jure... *Le Musset qui vit déshonore le Musset qui a vécu !*

Il est mort désespéré. On sait ses derniers mots, son « Dormir, enfin, je veux dormir! » Voilà ce qu'on imprime. Mais là-dessous, il y a le mot, plus vrai et si terrible, quand un ami, se penchant sur lui, demande : « Souffrez-vous beaucoup? » et qu'il répond : « Non, je crève! »... Et c'était un être divin ; son nom, son œuvre demeurent une des parures de notre nation.

✧ ✧ ✧

APPLICATION RIGOUREUSE DE L'HOMŒOPATHIE

HEINE était allé faire un voyage au pays de la haine. A son départ de Hambourg, un ami lui confia un petit paquet, renfermant un saucisson, à l'adresse du docteur X.., médecin homœopathe à Paris. Or, pendant le voyage, Heine eut faim. Il ouvrit son sac et n'y trouvant rien à manger, si ce n'est le saucisson du docteur : Si j'y goûtais ? se dit-il.

Il y mit la dent, le trouva bon et s'en coupa une tranche, puis une seconde, puis une troisième, puis une autre encore, si bien qu'à son arrivée à Paris, il ne restait plus du saucisson qu'un petit morceau du bout.

Il fallait bien pourtant rendre compte du paquet

dont il s'était chargé. Que faire? Il prit un rasoir, enleva du débris une tranche mince comme du pain à chanter, la mit sous enveloppe et l'expédia au docteur X..., avec ce billet :

« Cher Docteur,

« Selon les principes de l'homœopathie, la millième partie d'un tout fait plus d'effet que le tout même : c'est pourquoi je vous envoie cette partie au lieu du tout, dans l'espoir qu'elle vous procurera mille fois plus de plaisir que si vous aviez reçu le saucisson tout entier. »

On a eu tort de mettre en doute la véracité de Laube, qui, le premier, a rapporté cette anecdote dans son livre sur Heine; l'anecdote est vraie dans tous ses détails : c'est Heine qui l'a racontée lui-même à sa sœur, et c'est la nièce du poète, la princesse della Rocca, qui nous l'a fait connaître, dans son livre de *Souvenirs*.

✤ ✤ ✤

IL NE TENAIT PAS DE FAMILLE

Mot piquant d'une grande dame, dont le père de Sue avait été médecin et dont Eugène Sue avait négligé le salon. S'étant légèrement excusé de ses absences, sous prétexte de son travail, de son peu de temps... et de son peu de goût pour les visites :

— Vous n'êtes donc pas comme monsieur votre père, lui aurait dit la grande dame, car il les aimait beaucoup.

✤ ✤ ✤

ÉTHYLIQUE AMBIDEXTRE

Eug. Briffault fit, à propos de l'arrestation de la duchesse de Berry, livrée à M. Thiers contre cinq

cent mille francs, par Deutz, et sur l'accouchement de la mère de Henri V dans la citadelle de Blaye,
un article peu mesuré, qui lui amena un duel avec un
M. de la Trésorière. Brilfault, grièvement blessé au
bras droit, s'écria :

— Bah, on peut boire aussi bien de la main gauche !

Il est mort fou à Charenton, d'avoir trop bu des
deux mains.

❖ ❖ ❖

DIALOGUE D'AUGURES, PRIS SUR LE VIF

Le docteur X..,., un chirurgien de talent, mais très
rude et très brutal, fit, certain jour, à un de nos confrères, une opération longue et douloureuse.

— Vous devez, lui dit-il, en essuyant ses instruments, me prendre pour un boucher.

— Oh !... non pas !... gémit le patient, les bouchers
tuent avant d'écorcher.

❖ ❖ ❖

L'ESPRIT DES BROHAN

Un des derniers mots de Madeleine BROHAN.

Madeleine Brohan, quelques mois avant sa mort,
ne quittait plus son petit appartement de la rue de
Rivoli, et ne recevait que quelques intimes.

Un jour, le colonel Tyl, un de ses bons amis, vint
la voir et se présenta devant elle encore tout essouflé
des quatre étages qu'il venait de monter.

— C'est bien haut, quatre étages, fit le colonel.

— Que voulez-vous, mon ami, fit Madeleine Brohan,

avec ce charmant sourire qui lui allait si bien, c'est le dernier moyen qui me reste, pour faire encore battre les cœurs !...

❖ ❖ ❖

CONTRE HERMANT

Crébillon étant attaqué d'une maladie très sérieuse, dans le temps qu'il travaillait à son *Catilina*, Hermant, son médecin, le pria de lui faire cadeau des deux premiers actes qui étaient achevés. Crébillon ne lui répondit que par ce vers si connu de sa tragédie de *Rhadamiste et Zénobie* :

Ah! doit-on hériter de ceux qu'on assassine!

❖ ❖ ❖

FOU LUCIDE

Gérard de Nerval avait été enfermé dans la maison de santé du docteur Blanche, dès qu'il avait manifesté à peine quelques symptômes d'étrangeté.

Quand ses amis lui demandaient : « Mais, enfin, qu'avez-vous eu ?

— « Une fièvre chaude compliquée de médecins », répondait-il d'un air résigné.

❖ ❖ ❖

LE GALANT ÉVÊQUE

SUR LES IRIS D'IRIS

A Mademoiselle de la Vigne.

Voici les deux madrigaux que j'ai faits pour vous,

mademoiselle. J'avais bien voulu les oublier, parce qu'ils me faisaient souvenir que vous aviez été malade; mais puisque vous voulez que j'aie de la mémoire, j'en aurai pour les vers que j'ai faits, et non pas pour les maux que vous avez soufferts.

Sur les yeux d'Iris malades.

MADRIGAL

Je vois les yeux d'Iris, ces astres animés,
    Qui jetaient de si vives flammes,
    Et qui semblaient être formés
Pour troubler le repos des plus tranquilles âmes.
    Ils pleuraient leur propre malheur,
    Pressés d'une extrême douleur
    Et couverts d'un triste nuage.
Je pardonne au destin cet accident fatal,
    Quoiqu'ils souffrent beaucoup de mal,
    Ils en ont fait encore davantage.

Vous savez bien, mademoiselle, que ce n'est pas là une médisance, et que mon madrigal est historique. Il fallait bien lui donner un nom, puisque vous avez donné au second le nom de prophétique, peut-être parce qu'il finit par une prophétie.

A IRIS

Sur ses yeux guéris.

Vos yeux, que le ciel fit si brillants et si beaux,
Reprennent leur éclat et leur beauté première,
    Et l'on en voit sortir des feux nouveaux,
    Et de nouveaux traits de lumière.
Leurs maux n'ont fait qu'augmenter leurs appas,

> Mais en sauvant des yeux comme les vôtres,
>   Iris, les dieux ne songent pas
>   Qu'ils en exposeront bien d'autres.

Je vous en écrirais peut-être davantage, mademoiselle, mais il faut ménager ces yeux convalescents. Je connais leur tempérament : il n'y a point de fluxion qui lui soit si contraire qu'une lecture de méchants vers. Je vous prie de les conserver et de les aimer comme vos yeux. Pour moi, quelque mal qu'ils me puissent faire, je ne veux point leur en faire souffrir.

FLÉCHIER.

❖ ❖ ❖

RÉPLIQUE D'ALCOOLIQUE

MIRABEAU l'aîné, dit Tonneau, était allé rendre visite à son frère, malade de trop grands sacrifices à Bacchus, son péché mignon.

— Est-il possible, mon frère, que vous ne rougissiez point d'un vice aussi crapuleux?

— Parbleu! répondit le malade, c'est le seul que vous m'ayez laissé.

❖ ❖ ❖

UN PANÉGYRISTE PRESSÉ

L'abbé MAURY, pressant de questions l'abbé de BEAUMONT, vieux et paralytique, sur les évènements de sa vie, celui-ci, comprenant qu'il s'agissait de recueillir des matériaux pour son éloge à l'Académie, lui dit sur un ton d'ironie :

— L'abbé, vous me prenez mesure.

✢ ✢ ✢

LE COMBLE DE L'ÉGOÏSME

COLARDEAU, célèbre comme Legouvé, par une versification pleine de charme, fut comme lui enlevé par une mort précoce. Il était au plus mal, quand Barthe, l'auteur des *Fausses Infidélités*, vint lui faire une visite. L'amitié était le moindre des intérêts qui l'amenait. Sans être méchant, Barthe n'était rien moins que sensible. Sans trop s'informer de l'état du malade, le voilà qui parle de prose, de vers, et bientôt tire de sa poche un énorme manuscrit, qu'au milieu des terreurs de la mort le moribond ne voit pas sans trembler.

— « Je veux, dit Barthe, avoir ton avis sur une comédie que je viens de terminer. C'est un grand ouvrage, un ouvrage en cinq actes. Il est intitulé l'*Egoïsme* ou l'*Homme Personnel*. Ne m'épargne pas tes conseils, je viens les chercher, je ne viens que pour cela. »

— « Mon ami, dit Colardeau, le seul que j'aie à te donner, c'est de tâcher de raconter dans ta pièce qu'un homme bien portant est venu lire à un pauvre diable d'agonisant une comédie en cinq actes... tout entière... C'est le trait d'égoïsme le plus parfait que je connaisse. » Et il expira.

✢ ✢ ✢

COLARDEAU s'amusait souvent, quand il s'absentait, à emprunter, pour écrire à ses amies, la langue du Parnasse, lors même que le sujet paraissait s'y prêter le moins. Un jour, atteint d'une ophtalmie assez violente, il est obligé de rester à Paris et de garder la chambre; aussitôt il envoie à Auteuil ce « bulletin de sa santé ».

> Au fond de mon alcôve, aveugle, renfermé,
> J'attends pour aller voir les moitiés les plus chères,
> Que de mes yeux le fanal rallumé
> Me rende enfin ses clartés ordinaires.
> Tout rentrera bientôt dans l'ordre accoutumé :
> Je sens déjà que de chaque paupière
> L'épiderme moins enflammé
> Cesse de se gonfler autour de ma visière ;
> Un voile moins épais couvre mon cristallin,
> L'objet que j'envisage a des couleurs plus nettes ;
> J'espère, en un mot, que demain
> Je pourrai vous voir sans lunettes.
> Si j'en croyais et mon cœur et mes vœux,
> Je partirais à l'instant même ;
> Mais la prudence dit : « Attends, tu feras mieux :
> « *On n'a jamais de trop bons yeux,*
> « *Pour voir les objets que l'on aime.... »*

✣ ✣ ✣

LICENCE POÉTIQUE

Milton, ayant perdu les yeux, se maria en troisièmes noces à une femme très belle, mais d'un caractère violent et d'une humeur aigre et difficile. Lord Buckingham, lui ayant dit un jour devant son mari qu'elle était une rose : « Je n'en puis juger par les couleurs, répondit tristement Milton, mais j'en juge par les épines. »

Trois femmes légitimes ! L'imprudent n'a eu que ce qu'il méritait, et il eût pu répondre, comme Daurat le fit à Charles IX, quand ce monarque lui demanda de quoi il s'était avisé, de se marier, si vieux, avec

une jeune fille : « Sire, repartit le poète, c'est une'
licence poétique. »

✤ ✤ ✤

SUPPLICE DE TANTALE

BAUTRU, incommodé d'un rhumatisme qui le rendait
presque immobile, dit : « Si le paradis n'était qu'à
dix pas de moi, je n'y pourrais pas aller. »

Manuscrits inédits de Pierre Le Gouz.

✤ ✤ ✤

BAVARDAGE DE PERRUCHES

La comtesse de BLOT, qui parlait beaucoup et sur
tous les sujets, aimait, chaque fois qu'elle avançait
quelque chose de neuf ou de hardi, à s'abriter derrière
le nom de BUFFON, dont elle citait le témoignagne fort
inconsidérément et à tout propos. On pourra en juger
par le trait suivant.

C'est au Palais-Royal, un jour de réception ; la
comtesse de Blot parle, assise au milieu d'un cercle
nombreux.

« Je disais l'autre jour à M. de Buffon : « Puisqu'il
faut du lait dans la nature, pourquoi les colombes ne
nous en fournissent-elles pas ? » — « C'était parler
comme un ange ! lui dit la maréchale de Luxembourg.
Oserais-je vous demander ce que M. de Buffon vous a
répondu ? — Il a pris, je ne sais pourquoi, la chose en
plaisanterie ; il m'a conseillé de ne boire que du lait
d'amandes » [1].

1, *Souvenirs de la marquise de Créquy*, t. II, ch. VI.

La marquise de VALPAIRE, reçue aussi dans l'intimité de Buffon, était digne de figurer à côté de la comtesse de Blot. La marquise avait une fille jeune et jolie, et elle consultait Buffon, sur le régime qu'elle devait lui faire suivre pour l'arracher aux dangers de son âge. Elle ne lui permettait que des boissons rafraîchissantes, ce qui n'empêcha pas la jeune personne de prendre la fuite avec le valet de chambre de sa mère. Le jour où la nouvelle de cet enlèvement parvint au Jardin du Roi : « Vous verrez, dit Buffon, que ce sera arrivé un jour où sa mère avait négligé de lui faire prendre sa potion rafraîchissante ! »

Correspondance inédite de Buffon.

✣ ✣ ✣

LES MÉTAMORPHOSES DE LA FEMME

Fille à dix ans est un petit livret
Intitulé : l'abrégé de nature.
Fille à quinze ans est un petit coffret
Qu'on peut ouvrir en forçant la serrure.
Fille à vingt ans est un épais buisson,
Dont maint chasseur pour le battre s'approche.
Fille à trente ans est de la venaison
Bien faisandée et bonne à mettre en broche.
Fille à quarante est un gros bastion,
Où le canon a fait plus d'une brèche.
Fille à cinquante est un vieux lampion
Où l'on ne met qu'à regret une mèche.

Chevalier de BOUFFLERS.

✣ ✣ ✣

DOUCHE RÉFRIGÉRANTE

Le duc de Fronsac eut une maladie très grave, dont il se rétablit. Il avait pour médecins les Drs Bouvart et Barthez ; ces docteurs, le jour que le malade fut décidément hors d'affaire, se félicitaient entre eux de leur succès et s'en renvoyaient réciproquement la gloire. Le malade, qui les entendait, leur cria de son lit : *Asinus asinum fricat.* Les graves personnages en furent tellement outrés, qu'ils tirèrent leur révérence et ne retournèrent plus chez leur facétieux client.

✠ ✠ ✠

COMMENT ON NOUS MYSTIFIE

Le comte Demidoff était depuis longtemps cloué dans un fauteuil par une maladie cruelle ; à peine en sortait-il pour se tenir à grand'peine sur ses jambes.

Un jour, à bout de remèdes, son médecin lui conseille, pour rappeler ses forces, d'essayer de scier du bois. Ne pouvant arriver à suivre la prescription, le grand seigneur ne trouva rien de mieux que de confier la tâche à un homme de peine, à qui il donnait 10 fr. chaque fois, en lui recommandant de garder le secret. Ce qu'il y eut de plus singulier, c'est que le malade, sous l'influence de ce nouveau régime, vit sa santé s'améliorer et que son médecin triomphant s'empressa de chanter victoire.

✠ ✠ ✠

MÉRY-DIONAL FRILEUX

On sait combien MÉRY, quoique ou parce que de Marseille, était frileux. En plein été, il entourait son cou d'un foulard et enfouissait sa tête sous un immense cache-nez. A l'époque des premiers froids, il fit appeler un jour son médecin, lui faisant dire qu'il était gravement indisposé.

— Qu'avez-vous donc, lui demanda le praticien?

— J'ai l'hiver, lui répondit Méry, grelottant.

✣ ✣ ✣

LES MÉDECINS VENGÉS

Nous lisons, dans les *Mémoires* de Marmontel, cette amusante épigramme en prose :

« MALOUIN avait imaginé de me faire prendre en lavements des infusions de vulnéraire. Cela ne me fit rien ; mais au bout de· sa période accoutumée, le mal avait cessé. Et voilà Malouin tout glorieux d'une si belle cure ! Je ne troublai point son triomphe, mais lui, saisissant l'occasion de me faire une mercuriale : « Eh bien ! mon ami. me dit-il, croirez-vous désormais à la médecine et au savoir des médecins? — Je l'assurai que j'y croyais très fort. — « Non, reprit-il, vous vous permettez quelquefois d'en parler un peu légèrement ; cela vous fait du tort dans le monde. Voyez : parmi les gens de lettres et les savants, les plus illustres ont toujours respecté notre art » ; et il me cita des grands hommes. « Voltaire lui-même, ajouta-t-il, lui qui respecte si peu de choses, a toujours parlé avec

respect de la médecine et des médecins. — Oui, lui
dis-je, docteur, mais un certain Molière ! — Aussi me
dit-il, en me regardant d'un œil fixe, et en me ser-
rant le poignet, aussi, comment est-il mort ? »

✛ ✛ ✛

A PLUS TARD LA CONVERSION

Tallemant des Réaux raconte que LA DALESSO,
émancipée de haute marque, ayant été très malade
et sur le point de mourir, répondit à quelqu'un qui
lui demandait comment elle allait : « Eh ! le crucifix
s'éloigne un peu ».

Le même auteur rapporte que quelqu'un dit à RIO-
LAN, qui allait être opéré de la pierre par Colot, de se
confesser, s'il le désirait : « Voire, répondit-il, je me
porte trop bien pour cela, il faut s'amender. Encore
vingt ou trente ans de cette vie-cy, et puis nous son-
gerons à nous ».

Ce quatrain de Mme de la SABLIÈRE résume ce qui
précède :

> Pendant une aimable jeunesse,
> On n'est bon qu'à se divertir ;
> Et quand le bel âge nous laisse,
> On n'est bon qu'à se convertir.

✛ ✛ ✛

LÉGÈRETÉ FRANÇAISE

FRÉDÉRIC II abhorrait autant les Autrichiens qu'il
aimait les Français. Quelques personnages de marque, parmi ces derniers, jaloux de se former à l'école
de ce monarque, allèrent à Berlin l'année même où il

mourut. Ils y observèrent, avec un vif intérêt, ses troupes, ses beaux établissements, ses excellentes institutions, le ton noble et militaire de sa cour. Un seul regret les poursuivait, c'était de quitter Berlin sans avoir vu le roi, qui était alors sérieusement malade d'un commencement d'hydropisie.

Le chevalier de V..., major d'un régiment de cavalerie, qui se trouvait de leur nombre, imagina de tenter, par des propositions généreuses, un des valets de chambre du monarque. Il réussit à en obtenir d'être placé, avec ses compagnons de voyage, dans un bosquet de charmille, près de la terrasse du château, où le roi se faisait ordinairement transporter à midi, pour y prendre l'air un instant. Cachés derrière des arbres touffus, ils y attendirent l'heure désirée. Le temps était beau ; Frédéric arriva, traîné dans un fauteuil à roulettes, vêtu en uniforme, chapeau sur la tête, mains gantées à la Crispin, tenant une houssine, cuisse et jambes droites enveloppées d'une énorme quantité de langes (l'hydropisie affectait déjà ce côté du corps), cuisse et jambe gauches culottées, et bottes avec éperons. A l'aspect de cet accoutrement militaire, ou l'on découvrait à la fois l'homme de guerre, toujours prêt à monter à cheval ; l'homme souffrant, payant malgré lui tribut à la nature ; l'homme-roi, conservant un air de dignité auguste, les Français, quoique remplis d'admiration pour ce héros, ne purent s'empêcher de rire assez fort pour trahir leur présence. « D'où vient ce bruit ? s'écria aussitôt le vieux cacochyme. Qu'on arrête les audacieux indiscrets qui se sont glissés dans mon parc, et qu'on les punisse sévèrement. Mais s'ils sont Français, qu'on ne leur fasse rien, ils se moquent de tout. Nation légère ! »

✛ ✛ ✛

UN MORIBOND, QUI FILE A L'ANGLAISE

Le comte de MAUGIRON, logé chez l'évêque de Valence, composa les vers suivants un quart d'heure avant de mourir. On se pressait de lui apporter les secours spirituels ; mais, se tournant vers son médecin, il lui dit : « Je les attraperai bien ; ils croient me tenir et je m'en vais ». A ce mot, il expira.

> Tout meurt, je m'en apperçois bien :
> Tronchin, tant fêté dans le monde,
> Ne saurait prolonger nos jours d'une seconde,
> Ni D.... en retrancher rien.
> Voici donc mon heure dernière,
> Venez donc me fermer la paupière.
> Qu'au murmure de vos baisers
> Tout doucement mon âme soit éteinte.
> Finir ainsi, dans les bras de l'amour,
> C'est du trépas ne pas sentir l'atteinte,
> C'est s'endormir sur la fin d'un beau jour.

✛ ✛ ✛

OU POUSSE L'AMOUR DE LA COLLECTION

VAILLANT, à son retour du Levant, où il avait amassé une collection curieuse de médailles. se voyant poursuivi par un corsaire, avala vingt médailles d'or. Un orage, qui s'éleva tout à coup, l'aida à gagner la terre.

Il rencontre sur la route d'Avignon deux médecins, qu'il consulte sur son cas. L'un lui prescrit des purgatifs, l'autre des vomitifs. Dans le doute, il s'abstint.

Il poursuit sa route jusqu'à Lyon. Il y rencontre son vieil ami, l'antiquaire Dufour, et lui conte sa mésaventure.

— Les médailles sont-elles du Haut-Empire, lui dit celui-ci?

Sur la réponse affirmative de Vaillant, Dufour fit marché sur le champ pour les plus curieuses, à la charge par lui de les avoir « comme il pourrait ».

✣ ✣ ✣

CHIRURGIEN PUSILLANIME

En 1808, le maréchal SUCHET, qui commandait en Espagne, était atteint d'une fistule à l'anus. Napoléon fit appeler Boyer, qui reçut l'ordre d'aller lui donner ses soins.

— Mais, dit Boyer, qui me défendra contre les guérillas?

— Ne craignez rien, répondit l'Empereur; un régiment de cuirassiers vous servira d'escorte jusqu'à Madrid.

✣ ✣ ✣

DEVOUÉ JUSQU'A LA MORT

La plus étroite amitié unissait un littérateur estimable, PECHMEJA, et le savant docteur DUBREUIL, premier maître de Cabanis.

La veille de sa mort, apercevant autour de son lit une foule de personnes désolées, Dubreuil dit à son ami :

— « Mon cher Pechmeja, pourquoi tout ce monde? Ma maladie est contagieuse ; il ne devrait y avoir que toi ici. »

Dubreuil succomba, et Pechmeja, atteint de la contagion, suivit de près son ami dans la tombe.

❖ ❖ ❖

CE N'EST PAS CHANGER DE MÉTIER

On lit, dans les *Caractères et anecdotes* de Chamfort (Œuvres complètes, Paris, 1808, 2 vol. in-8°, t. II), l'anecdote suivante, qui eût fait pâmer d'aise Molière.

« On sait quelle familiarité le roi de Prusse permettait à quelques-uns qui vivaient avec lui. Le général Quintus Icilius était celui qui en profitait le plus librement. Le roi de Prusse, avant la bataille de Rosbach, lui dit que, s'il la perdait, il se rendrait à Venise, où il vivrait en exerçant la médecine.

« Quintus lui répondit :

— « *Toujours assassin ?* ».

❖ ❖ ❖

FIN CONTRE FIN

Le roi HENRY, ayant appris qu'un syndic de la vallée d'Ossau lui ressemblait singulièrement, se le fit présenter, et, après s'être exclamé sur cette ressemblance, lui demanda tout à coup si sa mère n'était pas venue autrefois au château.

— « Jamais, sire, répondit le syndic, mais mon père y venait quelquefois... »

❖ ❖ ❖

POLITESSE ULTIME

C'est à Mme CAMPAN, chargée de l'intendance et de la direction de la Légion d'honneur, que Napoléon dit un jour :

« — Les anciens systèmes d'éducation ne valent
rien. Que manque-t-il aux jeunes personnes pour être
bien élevées en France ? » A quoi Mme Campan
répondit :

« — Des mères ! » ·

Elle mourut après avoir subi la plus cruelle des
opérations. Quelques instants avant de rendre le
dernier soupir, elle appela son médecin d'un son de
voix plus élevé que de coutume ; celui-ci accourut, et
se reprochant de l'avoir appelé trop fort :

« — Comme on est impérieux, dit-elle, quand on
n'a plus le temps d'être poli ! ».

❖ ❖ ❖

ENTRE RATS ET SOURIS

Mlle Vestris se récriait sur la fécondité de Mlle Rey ;
elle ne concevait pas comment cette fille se laissait
prendre si souvent.

Sophie ARNOULD, qui ne laissait passer aucune occasion de dire un mot spirituel :

— Vous en parlez à votre aise, dit la malicieuse artiste, une souris qui n'a qu'un trou est bientôt prise.

❖ ❖ ❖

N'ÉCRIVEZ JAMAIS !

Deux lignes de son écriture ont brisé la vie d'une
jeune fille, dont le père, ancien dignitaire de l'Empire, est mort, il y a quelques années, laissant pour
tout héritage trois cent mille francs de dettes.

Le comte de Laviron, ancien capitaine de frégate, était arrivé à l'âge de 62 ans, quand il s'aperçut qu'il avait oublié de se marier. Peut-être était-il un peu mûr, mais on n'est jamais trop mûr quand on a soixante mille francs de rente. Un couplet, que chantait sa cuisinière, le décida à faire un choix ; ce couplet, tout à l'avantage des vieillards, se termine ainsi :

> Au moins, pour plaire ils font des frais,
> Et l'on trouv' du feu sous les cendres.
> Les homm's, c'est le contraire des poulets,
> C'est les vieux qui sont les plus tendres !

Une dame respectable proposa Mlle de Salpicon, dont le père fut sénateur en 1865.

M. de Laviron la trouva de son goût : trente ans, de beaux cheveux noirs, des yeux plus noirs encore, une taille de guêpe avec des développements alpestres.

Les bans venaient d'être publiés, quand, flânant sur les quais, l'ex-officier de marine acheta une collection de la *Gazette des dames*, années 1878, 1879 et 1880. Le soir, feuilletant son in-folio pour deviner les rébus, il tomba sur cet entrefilet :

CORRESPONDANCE

« Monsieur le rédacteur, je souffrais depuis trois ans d'une tumeur au sein, compliquée d'un eczéma. Aucun remède n'avait pu me guérir, quand la Providence plaça sur mes pas le docteur Troussequin. Dans l'intérêt de l'humanité, je crois devoir vous informer que deux mois de traitement ont suffi à me guérir radicalement.

« Emma de Salpicon. »

Le brave marin se frotta les yeux, relut deux fois le certificat, et, finalement, prit la résolution de rompre. Vainement, la vieille dame lui affirma que ce certificat avait été payé mille francs par un courtier d'annonces, un jour que la pauvre demoiselle et sa mère se trouvaient absolument dénuées du vil métal auquel la commission du budget accorde tant de considération : M. de Laviron résolut de rester garçon.

— Radicalement guérie, murmura-t-il, cela lui plait à dire, mais si ça revenait ?

Et la fille du feu sénateur confectionne des chapeaux pour sainte Catherine.

Femmes, n'écrivez jamais !

Aurélien SCHOLL.

✤ ✤ ✤

PLUS ESPRIT QUE CORPS

C'est de JOUBERT, l'auteur des *Pensées*, que Mme Victorine de Chasteney a dit : « Il a l'air d'une âme qui a rencontré par hasard un corps et qui s'en tire comme elle peut. »

✤ ✤ ✤

ORAISON FUNÈBRE D'ALCOOLIQUE

« Ah ! Monsieur, disait PANARD à Marmontel, je viens de pleurer sur la tombe de ce pauvre Gallet, mais quelle tombe ! Ils me l'ont mis sous une gouttière, lui qui, depuis l'âge de raison, n'avait pas bu un verre d'eau[1] ».

1. *Mémoires de Marmontel.*

✢ ✣ ✢

COMMENT RAISONNAIT PIRON

Piron ne voulut jamais consentir à se faire médecin. Il disait qu'il avait toujours voulu savoir à peu près ce qu'il disait, et plus encore à peu près ce qu'il faisait.

✢ ✣ ✢

DES BIENFAITS DE LA MALADIE

M. de Maupertuis, en dissertant dans ses Lettres sur la maladie, remarque avec raison que les auteurs qui se sont avisés de faire l'éloge de la goutte, de la fièvre, de la pierre et d'autres maladies non moins cruelles, ont voulu se singulariser, soit par un goût peu sensé du paradoxe, sois pour faire briller mal à propos leur esprit. Comment, en effet, bien faire l'éloge d'un état qui est le comble du malheur des hommes ?

Cependant, M. de Maupertuis examine s'il n'y a pas dans la maladie des avantages réels, capables de nous consoler, capables même de nous y procurer des plaisirs. Il parle d'après sa propre expérience, et rapporte quelques réflexions qu'une maladie de poitrine longue et désespérée lui a fait faire. « J'ai connu, dit-il, un homme bien respectable, qu'une maladie semblable à la mienne avoit conduit à l'état le plus heureux. J'ai vu, ajoute-t-il, cet homme, qui occupoit une vaste maison, trop petite auparavant pour lui, réduit, dans la plus petite de ses chambres, à se faire une occupation agréable de l'arrangement de quelques estampes ; et cet esprit, auparavant rempli des plus grands objets qui occupassent l'Europe, trouvoit

de véritables amusements dans les jeux capables à
peine d'amuser les enfants qui se portent bien [1]. »

Comme quoi la maladie a ses avantages !

✚ ✚ ✚

REMÈDES LITTÉRAIRES

Le comte de Chevigné mettait de la bonhomie dans
ses dédicaces :

« J'engage M. Jules Janin, lit-on sur un exemplaire de ses *Contes Rémois* (1871), à choisir, parmi
ces ordonnances, celle qui doit le guérir. »

Il développe la même idée dans l'*Avis au lecteur*,
de l'édition de 1875.

« Au lecteur,

« J'ai réuni dans cette dernière édition toutes les
ordonnances de mon docteur, qui guérissait ses malades avec de joyeux récits. Ce bon docteur est mort;
c'est maintenant au lecteur à chercher, parmi ses ordonnances, celle qui doit le guérir. Il y en a 50; c'est
bien peu, direz-vous, pour tous nos maux!... mais il
y a les contes réservés. »

✚ ✚ ✚

L'ESPRIT DE BERLIOZ

Berlioz, l'immortel auteur des *Troyens*, souffrait
un peu du délire de la persécution. Les nombreux

---

1. *Anecdotes historiques sur la médecine*, t. II, p. 210-211.

déboires qu'il eut à subir dans sa vie n'y furent pas étrangers.

Berlioz ne résistait pas à l'envie de faire un bon mot et parfois il avait la dent dure.

Il joua à Panseron un assez mauvais tour.

Panseron lui avait adressé un prospectus ridicule, dans lequel il annonçait, en français de portière, l'ouverture d'un cabinet de consultations musicales, où les amateurs pouvaient aller faire corriger leurs productions pour la somme de cent francs. Berlioz publia la chose dans le *Journal des Débats*.

Il inséra même en entier le prospectus de Panseron, mais sous ce titre :

« Cabinet de consultations pour mélodies secrètes. »

L'à-peu-près était cruel.

❖ ❖ ❖

PHILOSOPHIE EN ACTION

J.-J. Rousseau, renversé en 1776 sur le chemin de Ménilmontant, par un énorme chien danois qui précédait un équipage, resta sur place, tandis que le maître de la berline, le président de Saint-Fargeau, le regardait, étendu, avec indifférence. Il fut relevé par des paysans et conduit chez lui, boiteux et souffrant beaucoup. Le magistrat, ayant appris le lendemain quel était l'homme que son chien avait culbuté, envoya un domestique demander au blessé ce que monsieur pouvait faire pour lui : « Tenir désormais son chien à l'attache », reprit le philosophe ; et il congédia le domestique.

❖ ❖ ❖

ÉPREUVE DIVINE

Un religieux, persuadé que les souffrances sont des faveurs du ciel, disait à Scarron :

— Je me réjouis avec vous, monsieur, de ce que le bon Dieu vous visite plus souvent qu'un autre.

— Ah! mon père, répondit Scarron, le bon Dieu me fait trop d'honneur.

✤ ✤ ✤

UN SOURD RÉSIGNÉ

On lit, dans le second volume des *Anecdotes anglaises*, que le poète Prior, étant devenu sourd dans sa prison, on lui reprochait à sa sortie d'avoir négligé sa santé : — « Comment pouvais-je, répondit-il, prendre soin de mes oreilles, quand je n'étais pas sûr de ma tête. »

✤ ✤ ✤

BON SANG NE PEUT MENTIR

De l'esprit le duc d'Aumale en avait à revendre, et tous ceux qui l'ont connu en ont gardé le souvenir.

« Nous autres, nous parlons, disait Renan, mais lui, il cause. » Et souvent, sa conversation était émaillée des mots les plus piquants.

Le comte de Sartiges, ministre de France à Turin sous l'Empire, en sut quelque chose.

Un jour, dans un de ses voyages à Naples, le duc d'Aumale, à une soirée, rencontra le diplomate; et comme celui-ci, un peu gêné, disait : « Je vois avec plaisir, Monseigneur, que votre Altesse Royale jouit d'une santé parfaite. — Oui, répliqua le prince, ça ne se confisque pas. »

Un jour, en Angleterre, il se promenait dans le parc de Claremont, avec un ami qui était venu lui rendre visite; derrière ces deux personnes marchaient deux autres Français, qui suivaient à quelques pas. Le duc, comme tous les d'Orléans, traînait un peu la jambe gauche; se retournant brusquement vers le groupe qui le suivait et qui n'avait rien dit, du reste, qui pût motiver cette parole : « Ne faites pas attention. Ce n'est rien. Ça vient des d'Albret. »

✣ ✣ ✣

COMMENT ON JOUE DE SON MAL

Bougainville, homme de lettres estimable et connu par sa traduction de l'*Anti-Lucrèce* du cardinal de Polignac, était d'une très faible santé. Lorsqu'il se présenta pour être membre de l'Académie française, il ne manqua pas, dans le cours de ses visites, de faire valoir cette raison, et de parler de sa frêle existence. — « On doit d'autant mieux me faire rentrer à l'Académie, disait-il, qu'avec une santé aussi misérable que la mienne, je ne tarderai pas à faire place à un autre; il suffit de me regarder pour se convaincre que je n'ai pas longtemps à vivre. » — « Il paraît, monsieur, lui dit assez rudement Duclos, que vous vous êtes figuré qu'il entrait dans les attributions de l'Académie de donner l'Extrême-Onction. »

✣ ✣ ✣

AB IRATO

Meilhac était un fort mauvais malade, décourageant ses médecins qui renonçaient à l'espoir de voir suivre leurs prescriptions. Un jour que le docteur Weill était venu le voir, au commencement de janvier, alors qu'il commençait à se remettre de sa première atteinte, Meilhac lui demanda ce qu'il lui ordonnait contre l'urémie.

— C'est très simple, lui répondit l'excellent médecin : continuez le lait, respirez de l'oxygène et prenez vos pilules de quinquina.

Alors Meilhac en colère :

— Tout ça! C'est moi qui ferai tout ça! Et vous alors, que vous restera-t-il à faire?

✤ ✤ ✤

LA « CIGALE » AYANT CHANTÉ...

La Cigale ayant chanté
Tout l'été,
Se trouva fort dépourvue
Quand la bise fut venue...

Tous les hivers, Verlaine venait prendre ses quartiers d'hiver à l'hôpital Broussais. Il avait, comme il disait, sa chambre dans le service de M. Chauffard. On le traitait là pour des rhumatismes, contractés sans doute dans ses pérégrinations à la belle étoile, en compagnie d'êtres abominables. Un de ses confrères, alors roupiou, le Dr Chompret, le massait consciencieusement chaque matin pour une arthrite du genou.

Verlaine, qui était un assez pauvre sire au point de

vue de la gratitude, voulut cependant un jour reconnaître les bons offices du roupiou, que la mauvaise humeur du malade n'arrivait jamais à rebuter. Commé l'étudiant, pour effectuer son massage, avait déposé sur le lit son cahier d'observations, le poète s'en saisit et, pendant l'opération, il traça les vers qui suivent et que notre confrère a bien voulu nous communiquer. Si nous les publions, ce n'est point à cause de leur valeur : il ne restera probablement de Verlaine que quelques pièces, immortels morceaux d'anthologie, que les siècles se transmettront d'âge en âge; très certainement, le fragment intitulé *Déception* n'est pas de ceux-là. Mais comme ces vers sont inédits, et comme on a déjà publié la plupart des morceaux composés à l'hôpital, nous avons pensé qu'un document de plus ne pourrait qu'intéresser les littéraires de la profession et ils sont nombreux[1].

Donc, voici la pièce en question, elle date de 1890 :

Satan de Sort, Diable d'Argent!
Parut le Diable,
Qui me dit : L'homme intelligent
Et raisonnable

« Que te voici, que me veux-tu?
Car tu m'évoques,
Je crois même, homme tout-vertu,
Que tu m'invoques.

« Or je me mets, — suis-je gentil? —
A ton service;
Dis ton vœu naïf ou subtil,
Bêtise ou vice?

1. L. THUILLIER, *Rev. Mod. de Méd. et de Chir.*

« Quoi donc pourrait faire plaisir
    A la sagesse?
L'impuissance ou bien le désir
    Croissant sans cesse?

« L'indifférence ou bien l'abus?
    Parle, que puis-je? »
Je répondis : « Tous vins sont bus,
    Plus de prestige.

« La femme trompe et l'homme aussi.
    Je suis malade,
Je veux mourir. » Le Diable : « Si
    C'est là l'aubade

« Que tu m'offres, je rentre en bas,
    Tuer m'offusque;
Bon pour ton Dieu, je ne suis pas
    A ce point brusque. »

— « Diable d'argent! Et pas la mort! »
    Sortit le Diable,
Me laissant en proie à mon sort
    Irrémédiable...

✠ ✠ ✠

CHANTER SON MAL, C'EST L'ENCHANTER

« Je dessinais derrière ma fenêtre, comme jadis j'y
chassais. Au moment où mon crayon passait la rivière, où je traçais ma ligne d'horizon au delà des
prairies qui bordent la Somme, je sentis (triste atteinte) comme une main qui attirait ma bouche vers
mon œil droit. Je jetai les yeux sur le miroir de la
cheminée. Oh! la pénible chose de se regarder et de ne

plus se reconnaître, d'en être à rechercher ses traits, à se dire : « Est-ce que j'ai jamais vu ce visage-là? » Hélas! c'était bien moi, et les pleurs de ma femme m'en convainquirent.

Ce jour, le 17 septembre, et la nuit, me firent l'effet d'avoir duré plus de vingt-quatre-heures; mais quelque longue qu'une journée puisse paraître, il faut bien, en définitif, qu'elle s'arrange pour faire place au lendemain, qui ne peut pas attendre; il vint donc, et dès l'aurore, comme je ne ressentais aucun mal, je résolus de me secouer et de faire de l'exercice. Je m'en fus à Cambrai et à Estourmel. Je vis d'abord un médecin, auquel j'eus beaucoup de peine à balbutier le récit de mon accident. Après m'avoir gravement examiné : « Essayez, me dit-il, de parler, naturellement. — Eh! pensais-je, si je pouvais parler, je n'aurais rien à vous dire. » Il était de la force d'un domestique qui me soignait à Rodez pendant un lumbago. J'étais étendu, ne pouvant bouger, et Antoine ne cessait de me répéter : « A la place de monsieur, je tâcherais de marcher. » Notez que je ne pouvais même pas m'asseoir, le moindre mouvement me faisait jeter les hauts cris, et pendant que je tentais vainement de ployer les reins, je l'entendais qui murmurait entre ses dents : « Pourquoi ne pas s'asseoir tout simplement? » Après le médecin de Cambrai, j'eus recours à un chirurgien, qui me saigna, puis me fustigea vigoureusement la mâchoire et la joue avec un bouquet d'orties; ce qui ne me fit pas le plus petit plaisir, ni même le plus petit bien, car ma bouche s'obstinait et ne paraissait pas disposée à quitter la nouvelle position qu'elle avait prise entre mon œil et mon oreille.

En passant par Péronne, je fus faire plusieurs visites. J'éprouvais la triste curiosité de me montrer et comme un besoin de constater la fâcheuse impression que je ne pouvais manquer de produire. Ces gens-là m'avaient vu naguère une bouche comme une autre. J'épiais sur leur physionomie la surprise que je leur causais, et leurs efforts pour me la cacher, qui ne faisaient que la rendre plus apparente ; il fallait que le premier aspect me fût bien contraire, puisqu'on cherchait tant à m'en dissimuler l'effet, et en même temps bien irrésistible, puisqu'on y réussissait aussi mal. Mais ce fut encore pis, quand je voulus parler : les mots ne venaient pas ou venaient de travers, on eût dit qu'ils ne trouvaient plus leur sortie ordinaire ; ils hésitaient comme lorsqu'on se trompe de porte, ou, si un se faisait place, c'était en prenant celle d'un autre ; et pour comble de désappointement, je sentais très bien que ce mot que j'articulais avec peine n'était pas celui que j'avais pensé, et pourtant je me trouvais comme forcé de le dire. Mais ne croira-t-on pas que je suis sous le charme de la paralysie, et que je me complais à la décrire ?

Après mes visites, quand j'eus effrayé tout mon monde et que je fus suffisamment sûr de mon effet, je consultai un second médecin : « Monsieur, me dit celui-ci, avez-vous des affaires ? — Mais oui, beaucoup, parce que depuis vingt ans je fais surtout celles des autres. — Eh bien, je n'ai pas d'autres conseils à vous donner que d'y renoncer. — Aux affaires des autres ? — Non, aux vôtres. — Volontiers. — Faites un voyage de plaisir. Je vous dirais bien : allez à telles eaux et dépêchez-vous de les prendre pendant qu'elles guérissent, mais les pays chauds vous conviendront mieux

encore : allez en Italie. — Docteur, j'y allais. — Du
reste, ajouta-t-il, je vais vous saigner de nouveau,
et j'approuve le traitement qu'on vous a fait suivre
à Cambrai. » Je sentais revenir les orties, et en effet
elles figurèrent dans son ordonnance. « Heureux encore, me disais-je, qu'il n'ait pas pensé aux char-
dons. »

Huit jours après, je me mettais en route pour.
Rome, sans bien me rendre compte du temps que du-
rerait mon absence. Agité d'esprit comme je l'étais
depuis deux mois, il me tardait, pour faire diversion,
de me livrer à un exercice forcé et de chercher du
repos dans le mouvement. En montant en voiture, j'y
trouvai une provision d'orties toutes fraîches, que
ma femme y avait fait mettre. « Bon, pensais-je, je
vais dans le pays des capucins, j'y jetterai mes orties
au froc. »

Arrivé à Paris, je produisis en public mon infirmité,
sans chercher à la déguiser. On me trouva fort laid ;
mais qu'aurais-je gagné à vouloir tromper les autres
et moi-même ? Je me souvenais du pauvre Mé..... qui,
paralysé jusqu'aux dents, me disait, et peut-être il le
croyait, que c'était le tic douloureux. J'abordai chacun
en déclarant que j'avais une paralysie ; il n'y eut
qu'une personne assez franche pour me répondre qu'elle
le voyait bien. Les autres me disaient : « Non, ce
n'est rien, vous avez seulement la bouche de travers. » Ainsi je m'abandonnai à la petite satisfaction
de montrer de la force d'âme, et je goûtai le plaisir
si cher à la plupart des malades, de parler de leur
santé. Ce régime de franchise, joint aux orties et aux
saignées, me réussit, et quand ma bouche, qui s'était
mise si près de mon œil, vit que je n'avais point l'air

de me soucier où elle allait, elle commença à redescendre peu à peu sans rien dire[1] ».

❖ ❖ ❖

LE REMÈDE A TOUS MAUX

Etant très souffrant de douleurs d'entrailles, Rossini reçoit la visite de l'un des deux frères auteurs de *Rossini, sa vie et ses œuvres*, M. Léon Escudier.

— Qu'ai-je donc fait pour mériter de souffrir comme je souffre? dit Rossini, qui se mit à accuser les hommes et la Providence d'un mal auquel évidemment la Providence était aussi étrangère que les hommes. « Non, s'écriait-il, j'aime mieux mourir! »

Il y avait près du compositeur un sabre japonais, dont un voyageur lui avait fait cadeau à son retour de Yeddo.

— Prenez ce sabre, dit-il à Escudier, et ouvrez-moi le ventre, que je meure comme un Japonais par cette arme japonaise!

— Ce serait avec plaisir, répondit le spirituel éditeur de musique, si j'étais sûr d'y trouver une partition. Je la publierais, et mon crime obtiendrait le bénéfice des circonstances atténuantes. Mais si je ne trouve pas la partition?

Malgré ses souffrances, Rossini se mit à rire, et ce rire, le remède à tous maux, le soulagea.

❖ ❖ ❖

1. Extrait des *Souvenirs de France et d'Italie*, par le comte d'ESTOURMEL.

LA GOUTTE RÉVEILLE LA VERVE POÉTIQUE
D'UN PROSATEUR

« Quand Jules JANIN (qui n'a jamais publié que de la prose) a composé cette pièce, il n'était pas encore académicien, mais il était déjà goutteux ! J'ai écrit ces vers sous sa dictée ; il était très gai, ce jour-là, quoique souffrant.

« A. PIÉDAGNEL. »

Vers improvisés par Jules Janin, lorsqu'il fut nommé Président du *Caveau* (1866).

O vous, dont les grâces parfaites
Ont allégé mes déplaisirs,
Vrais buveurs, gourmands et poètes,
Chansonniers des légers loisirs,
Le *Caveau*, c'est le vrai Parnasse !
A vos côtés faites-moi place,
Et m'apprenez à l'unisson
Comment se trousse une chanson !
Mais abuser de l'espérance,
Chanter sans voix, triste science !
J'avais promis, en plein été,
Dans un jour de belle santé,
— Ce jour là, content et superbe,
J'aurais dîné même sur l'herbe, —
D'écrire à votre intention
Mon couplet de réception :
J'aurais chanté Margot la belle,
Et son doux rire, et sa querelle,
— Un appel à maint jouvenceau, —
Et son jupon rouge ponceau !
Le fils de Sémélé ne veut pas que je chante
Une beauté leste et vivante,
Il dit que ça m'est défendu,
Que j'en serais tout morfondu ;

Mais il me permettrait sans peine
De célébrer la vieille Hélène,
Et l'antique Lydie et l'ancienne Chloé,
Et Théobule et Pholoé :
Voilà des amours salutaires !
Et d'autant mieux que ces grand'mères
Se laissaient aimer bien avant
Que Christophe Colomb eût mis sa barque au vent.
Modère, Jeanneton, le feu de ta prunelle !
Echanson, verse-moi de ton plus petit vin !
Ne comptez pas sur moi pour le roi du festin...
Amis, déjà voici que je chancelle
D'avoir bu trop d'eau ce matin !

Gaz. anecd., 1888, t. I, p. 304.

✤ ✤ ✤

RÉFLEXIONS ET PENSÉES DE PATIENTS

Beaucoup de soins, point de remèdes : voilà ma recette.

Mme de MAINTENON.

〜〜

La duchesse du MAINE disait à La Motte, que la violence des douleurs qu'elle souffrait, ne cédait qu'à la lecture de ses vers.

〜〜

Un médecin promet ses soins et non pas la guérison ; il fait ses efforts et on les lui paie.

VOLTAIRE (*Diatribe du docteur Akakia*).

〜〜

J.-B. Rousseau était à l'extrémité; ses médecins délibéraient sur le vomitif qu'ils lui feraient prendre; il les entendit et dit, d'une voix mourante, à un de ses amis, qui l'assistait dans cette dernière crise de la nature : « Qu'on me lise une page de Marivaux, je vomirai et de reste. »

L'illustre Arago, atteint du diabète, disait, en sortant de l'Institut : « Je voudrais, comme ces lions de pierre, avoir un fleuve dans mon gosier. »

✧ ✧ ✧

MOTS DE LA FIN

On lit dans une lettre de la marquise de Sévigné :

« Un jour, Patru, étant revenu d'une grande maladie à l'âge de quatre-vingts ans, ses amis s'en réjouissaient avec lui et le conjuraient de se lever :

— « Hélas! leur dit-il, est-ce la peine de se rhabiller?

Plus tard, et cette fois c'était la fin, Bossuet l'alla voir et lui dit :

— On vous a regardé jusqu'ici comme un esprit fort; pensez à détromper le public par des discours sincères et religieux.

— Il est plus à propos que je me taise, dit Patru; on ne parle dans ses derniers moments que par faiblesse ou par vanité.

Anecdotes de la Vie littéraire.

Le jour de sa mort, DORAT se fit coiffer avec le plus grand soin, on ne l'avait jamais vu mieux poudré, mieux bichonné. — « D'où vient ce surcroît de luxe? dit en cachant sa douleur le marquis de Saint-Marc; il y a là-dessous quelque intrigue mystérieuse. »

— « Vous ne savez donc pas, dit Dorat en s'égayant, que j'ai des accointances avec la mort : ce n'est pas pour en médire, mais celle-là se fait moins prier que les autres. Son messager, c'est-à-dire mon médecin, m'a dit qu'elle viendrait me prendre cette après-midi; vous verrez que je n'attendrai pas longtemps. J'ai conservé la galante coutume d'être le premier au rendez-vous. »

Toutes les dames présentes se détournèrent pour cacher une larme. Mademoiselle Fannier[1] se jeta toute pâle et brisée dans les bras de Dorat : « Tu m'as fait du bien au cœur, lui dit-il en souriant, mais tu m'as décoiffé ! » Ce furent ses dernières paroles.

〰〰

Eugène LABICHE a eu, jusqu'à la dernière minute, la présence d'esprit d'un auteur comique qui ne rit pas quand il fait rire. Aussi, au dernier moment, le médecin lui dit : « Donnez-moi votre pouls. — Oui, répond le moribond, mais rendez-le-moi. »

A. HOUSSAYE, Les Confessions.

〰〰

1. De la Comédie-Française.

Labiche était à son lit de mort; son fils, qui venait lui-même d'être cruellement éprouvé par la perte de sa femme, était près de lui. Dans un mouvement de douleur irréfléchi :

— Puisque tu vas la revoir, dit-il à son père, en lui parlant de sa femme, dis-lui que je l'aime toujours.

Alors Labiche, facétieux jusqu'à la fin, entr'ouvrant un œil, répondit.

— Dis-donc, si tu faisais ta commission toi-même!

Frédéric FEBVRE, *Journal d'un comédien*[1].

1. Ollendorf, éditeur.

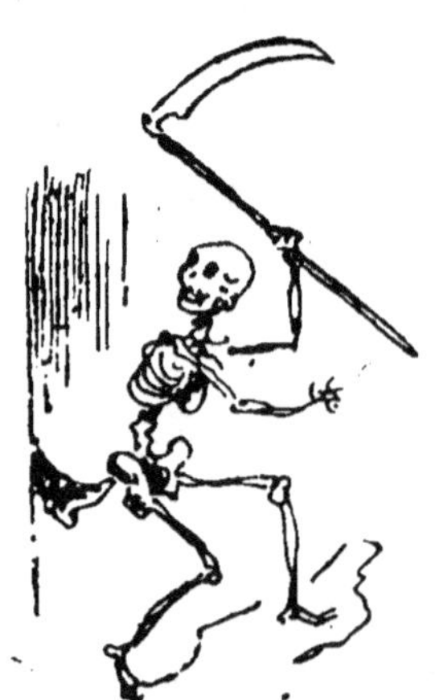

Fig. 1. — D'après STOP.

L'Esprit

des Célébrités médicales

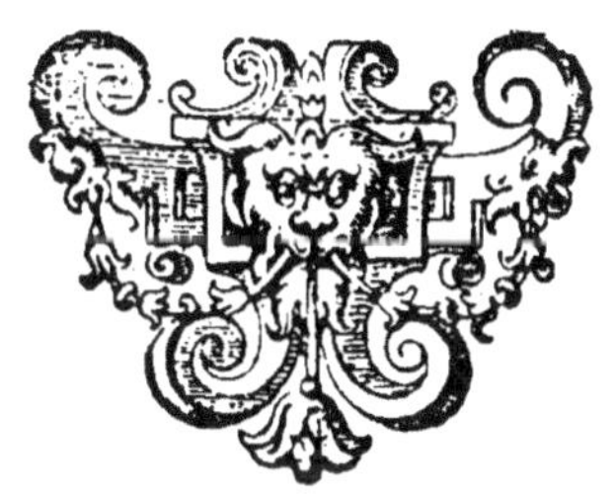

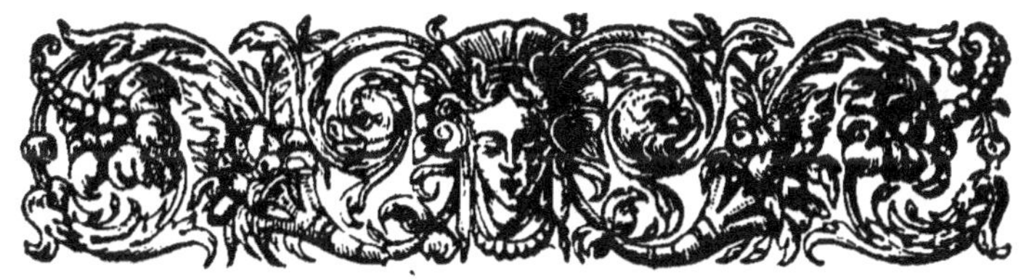

CHAPITRE II

L'Esprit des célébrités médicales.

POTINS DES PATIN

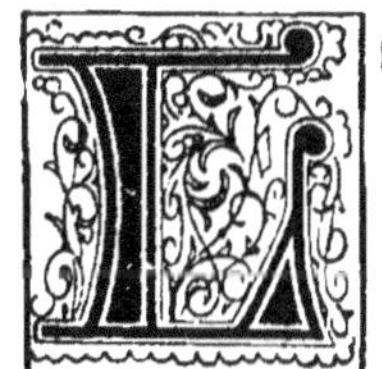E chef de cette famille vipérine écrivait à un de ses amis :

« Je le dirai à la honte de mon art, si les médecins n'étaient payés que du bien qu'ils font eux-mêmes, ils n'en gagneraient pas tant, mais nous profitons de l'entêtement des femmes, de la faiblesse des hommes malades, et de la crédulité de tout le monde. »

GUI PATIN écrit à son ami Falconet : « M. Bouvard, premier médecin du roi Louis XIII, est malade d'une fièvre continue, d'une fluxion sur la poitrine et de quatre-vingt-trois ans ». Cette dernière circonstance, relatée à dessein, est en effet des plus importantes dans cette maladie.

J. H. REVEILLÉ-PARISE, *Traité de la vieillesse hygiénique.*

Le même satirique ose dire de Van Helmont :

« C'était un méchant pendard flamand, qui est mort enragé depuis quelques mois. Il n'a jamais rien fait qui vaille : j'ai vu tout ce qu'il a fait. Cet homme ne méditait qu'une médecine toute de secrets chimiques et empiriques, et pour la renverser plus vite, il s'inscrivait fort contre la saignée, faute de laquelle pourtant il est mort phrénétique. »

La postérité, moins injuste, a cassé ce jugement de Gui Patin, en plaçant Van Helmont au rang des hommes de génie.

Le fougueux doyen de la Faculté de médecine avait, en thérapeutique, une préférence marquée pour la saignée, le sirop de roses pâles, le séné et la tisane de son. On l'avait, pour cela, surnommé le docteur trois S. C'est à cette particularité que Renaudot[1] fait allusion, dans l'épigramme suivante, publiée par la *Gazette* :

> Nos docteurs de la Faculté,
> Aux malades parfois s'ils rendent la santé,
> Ont besoin de l'apothicaire ;
> Mais Patin s'en dispense et, plein de dignité,
> Avec trois S les enterre.

Guy Patin se vengea, en obtenant du Parlement un arrêt qui défendait à Théophraste Renaudot « d'exercer ci-après la médecine, ni faire aucune conférence ou consultation, ni assemblée dans le Bureau d'adresses, ou autres lieux de cette ville et

1. Le fondateur de la presse périodique, des consultations gratuites et des prêts sur gages.

faubourgs de Paris, à peine de cinq cents livres d'amende ».

En sortant du tribunal, Guy Patin s'écria : « Cet infâme gazetier était entré à l'audience avec un nez camus, il en sort avec un pied de nez ! »

Asclépiade disait que le devoir d'un médecin est de guérir d'une manière *prompte, sûre* et *agréable.* — Les nôtres, dit Patin, en rapportant ces paroles, vous envoient en l'autre monde, *sûrement* et *promptement* — Quelle différence entre les médecins! (*Patiniana,* p. 80).

Dans son horreur de la médecine, qu'il appelle l'*art de deviner*, Guy Patin va jusqu'à proscrire l'usage des eaux minérales :

« Elles sont plus célèbres que salubres, dit-il ; je m'en tiens à l'expérience journalière, comme aussi à l'autorité d'Hippocrate, d'Aristote, de Galien, qui les ont improuvées. Pline les appelait une amusette pour occuper les convalescents ».

Son second fils, Charles Patin, étant à Bâle, logeait chez un médecin de ses amis, dont le fils étudiait la médecine; il interrogea ce jeune homme sur cette science et lui demanda, entre autres choses, en combien de parties elle se divise. Le jeune homme répondit, selon le sentiment commun, que c'était en quatre parties : la Physiologie, la Pathologie, la Séméiologie et la Thérapeutique. — Il y en a une cinquième, reprit Patin, et c'est même la principale : je veux dire la Charlatanerie, et quiconque ne la possède pas à fond est indigne de porter le titre de médecin.

~~~

Dans un voyage à Salzbourg, le même Charles Patin, digne fils de son père, paraît fort surpris de trouver, dans la cathédrale, la sépulture de Théophraste Renaudot, fort estimé en Allemagne et que son père traitait de « singe de la médecine et de fausse monnoye de notre profession. »

« Il faut, dit Sainte-Beuve, lire la correspondance du célèbre satirique, pour comprendre jusqu'à quel point une querelle de boutique peut aveugler un homme d'esprit. » On trouverait, en effet, difficilement un autre exemple d'animosité pareille à celle que nourrissait Gui Patin à l'égard de Renaudot.

.. La langue française ne lui fournit pas de mots assez forts, pour exprimer sa haine contre Théophraste ou plutôt *Cacophraste* Renaudot, ce fripon, ce « nez pourri de gazetier, de tous les bipèdes le plus méchant, et le plus menteur et le plus médisant ».

Ces gentillesses sont généralement dites moitié en latin, moitié en français. Nous en donnons ci-après un spécimen.
~~~

LE NEZ POVRRY
DE THEOPHRASTE
RENAVDOT
GRAND GAZETTIER
DE FRANCE, ET ESPION DE
MAZARIN:

Appellé dans les Chroniques *Nebulo hebdomadarius,*
de patriâ Diabolorum.

AVEC SA VIE INFAME ET BOVQVINE,
recompensée d'vne Verole Euripsenne, ses asures;
la decádance de ses Monts-de pieté, & la ruine
de tous ses fourneaux & alambics (excepté celle
de sa Conference, retablie depuis quinze jours)
par la perte de son Procez contre les
Docteurs de la Faculté de Medecine
de Paris.

Fig. 2.

RONDEAU

C'est pour son Nez, il luy faut des Bureaux,
Pour attraper par cent moyens nouveaux
Des Carolus, incaguant la Police;
L'on y hardoit Office et Benefice,

L'on y voyoit toutes gens à monceaux,
Samaritains, Juifs, garces, maquereaux
L'on y portoit et bagues et joyaux,
Pour assouvir son infame avarice
        C'est pour son Nez.

Qu'il fit beau voir ces Pieux animaux[1]
Entrer en lice et courir par troupeaux,
Pour soutenir la bande Curatrice;
Mais tout d'un coup, ma foy Dame Justice
Jetta par bas alambics et fourneaux :
        C'est pour son Nez.

AUTRE RONDEAU
Sur le mesme sujet

Un pied de Nez, serviroit davantage
A ce Fripier, Docteur du bas étage,
Pour fleurer tout, du Matin jusqu'au Soir;
Et toutefois, on diroit à le voir,
Que c'est un Dieu, de la Chinoise plage :
Mais qu'ai-je dit? c'est plutost un fromage,
Où sans respect la mite a fait ravage;
Pour se sentir il ne faut point avoir
        Un pied de Nez.

Le fin Camus, touché de ce langage,
Met aussi-tost un remede en usage,
Où d'Esculape il ressent le pouvoir :
Car s'y frottant, il s'est vu recevoir
En plein Senat, tout le long du visage,
        Un pied de Nez.

1. Martin, advocat, intervenant pour ceux de Montpellier,
les appella *animaux charitables.*

QUATRAIN

*Extrait de la 22ᵉ Centurie de Michel Nostradamus, Poëte,
Mathématicien, et Medecin Provençal, prédisant la perte
du procez du Gazetier, soy disant Medecin de Montpellier,
contre les Medecins de Paris, par un Arrest solennel
prononcé en robbes rouges, apres cincq Audiences,
par M. Messire Matthieu Molé, premier Président, le premier jour de Mars l'an 1644.*

Quand le grand Pan [1] quittera l'escarlate,
Pyre [2], venu du costé d'Aquilon [3],
Pensera vaincre en Bataille [4] Esculape [5],
Mais il sera navré par le Talon [6]

RABELAIS FRANC-FILEUR

Les ennemis du jovial et goguenard curé de Meu-
don l'ont accusé d'avoir abandonné son poste de
médecin à l'Hôtel-Dieu, lorsque la peste régnait à
Lyon et, pour ce motif, il aurait été rayé des cadres
de la Faculté.

Même accusation fut portée, non sans raison cette

1. « Quand sera mort le Cardinal de Richelieu, qui portoit le
Gazetier : il est ici comparé à Pan, dieu des Faunes et Satyres, à
cause de ses impudiques et sales amours. Le sieur de Priezac, dans
son Amant solitaire :
Et vous, Faunes lascifs. Ægi-pans et Sylvains. »
2. Pour Zopyre, qui avait le nez coupé.
3. « Païs de malheur, pays à tous les diables, c'est Loudun, pays
du Gazetier. »
4. Advocat du Gazetier.
5. La Faculté de Médecine de Paris.
6. « C'est le nom de M. Talon, advocat général, qui a demandé
justice à la Cour de la vie et de l'usure du Gazetier, et qui a donné
contre luy de véritables et raisonnables conclusions. »

fois, contre son compère Montaigne, qui, étant maire de Bordeaux, quitta la ville envahie par le fléau; mais l'auteur des *Essais* était un « froussard » de la plus belle eau : témoins les nombreux *ex-voto* qu'il dédia à toutes les madones italiennes, réputées pour le délivrer de ses coliques néphrétiques.

Quant au « grand poète en prose », comme l'appelle Sainte-Beuve, Jules Troubat[1] a démontré la fausseté de l'accusation. Rabelais ne brillait certes pas par l'assiduité à son service médical : il avait l'esprit trop vagabond pour ne pas l'abandonner plus d'une fois. En 1535, il quitte Lyon, sans prévenir la municipalité, se rend à Grenoble et, de là, va visiter l'Italie. Les conseillers lyonnais considérèrent cette fugue à l'Anglaise comme un congé avant la lettre de démission, et pourvurent à son remplacement. Pierre du Castel fut élu, avec allocation de trente livres tournois, au lieu de quarante que touchait son prédécesseur; ce fut tout bénéfice pour la cité.

La ville de Lyon possède encore, dans ses Actes Consulaires, les procès-verbaux des trois séances où la question du remplacement de « Maître Rabelaise[2] » fut discutée.

Que si, en 1535, Lyon raya Rabelais de la liste de ses médecins, le 14 juin 1876 Montpellier décida, par la voix de son conseil municipal, de donner son nom à l'une des rues de la ville. C'était une spiri-

1. Dans *la République du Midi*.

2. L'e muet, qui termine le nom de Rabelais dans plusieurs endroits, indique la prononciation du xvi° siècle : *Rabelaise*. Les Méridionaux avaient déjà l'habitude de faire sonner l's final. On connaît le dialogue plaisant de deux Languedociens : « Faites-vous toujours des *versse*? — Oui, j'en *faisse*. »

tuelle protestation contre la menace suspendue sur
la cité Montpelliéraine de perdre sa Faculté de médecine.

Rappelons une des vieilles coutumes de cette
Faculté. Il était d'usage de faire endosser à un candidat en médecine, le jour de sa réception au doctorat, la robe de Rabelais. C'est pour se moquer de cette
niaiserie pédantesque, que Piron adressa cette épigramme à la ville de Montpellier :

> Secourable mont des pucelles,
> Puissiez-vous longtemps prospérer;
> Puissent de vos plantes nouvelles
> Les vertus toujours opérer,
> Et ne jamais dégénérer,
> Comme la robe mémorable
> Qui fut un harnais honorable,
> Tant que Rabelais l'eut sur lui,
> Mais qui, par un sort déplorable,
> N'est plus qu'un bât d'âne aujourd'hui.

FACÉTIE RAISONNABLE

Le cardinal du Bellay, dont Rabelais était médecin, étant malade d'une humeur hypocondriaque, fut
avisé, par la docte conférence des docteurs, qu'il
fallait faire à Monseigneur une décoction apéritive.
Rabelais sort, laisse ces messieurs caqueter, et fait
mettre au milieu de la cour un trépied sur un grand
feu, un chaudron dessus plein d'eau, où il mit le plus
de clefs qu'il put trouver, et remuait les clefs de toutes
ses forces avec un bâton.

Les docteurs, descendus, voyant cet appareil, s'enquirent du motif qui le faisait se donner tant de mouvement. — « J'accomplis votre ordonnance, messieurs, leur dit-il, d'autant plus que rien n'est si *apéritif* que les clefs, et si vous n'êtes pas contents, j'enverrai quérir à l'arsenal quelques pièces de canon : ce sera pour la dernière ouverture. »

✤ ✤ ✤

AUTRE MALICE DE RABELAIS

Un autre jour, Rabelais assistait au dîner de du Bellay, comme conseiller. On servit une caille rôtie, sur laquelle l'Eminence allait se précipiter; mais le médecin, frappant sur le bord du plat du bout d'une baguette : *Durissimæ digestionis* (d'une digestion très difficile), dit-il.

Le cardinal qui aimait sa santé, et qui avait pleine foi aux assertions de son médecin, fit promptement enlever le plat. Rabelais se le fit ensuite servir ; alors le prélat : — Comment, Rabelais, vous m'avez dit que la caille est d'une digestion très difficile, et vous en mangez ?

— Pardon, monseigneur, je n'ai nullement parlé de la caille, mais du plat sur lequel j'ai frappé.

✤ ✤ ✤

ŒUVRE DE CHÈRE ET DE CHAIR

...Et les moines, quelle chère font-ils ? Le corps Dieu, ils biscotent vos femmes cependant qu'estes en romerage [1].

1. Pélerinage.

— Hin, ben, dist Lasd'aller, je n'ay pas peur de la mienne, car qui la verra de jour ne se rompra ja le col pour l'aller visiter la nuict.

— C'est, dist le moine, bien rentré de picques. Elle pourroit estre aussi laide que Proserpine, elle aura, par Dieu, la saccade, puisqu'il y a moines autour, car un bon ouvrier met indifféremment toutes pièces en œuvres. Que j'aie la vérole, en cas que vous ne la trouviez engroissée à votre retour, car seulement l'ombre du clocher d'une abbaye est féconde.

Gargantua, liv. I, ch. XLV.

❖ ❖ ❖

LA MORT DE RABELAIS

Tirez le rideau, la farce est jouée!

Dernières paroles qu'aurait prononcées RABELAIS, selon la légende, au moment de mourir. Elles appartiennent, paraît-il, à Demonax, au dire de Pierre Pic.

D'après l'opinion générale, Rabelais serait mort à soixante-trois ans, à Paris, rue des Jardins, près de l'hôtel Saint-Paul.

❖ ❖ ❖

LE PREMIER DISPENSAIRE FONDÉ EN ANGLETERRE

Le docteur Samuel GARTH, médecin de Georges Ier, fonda, à Londres, en 1688, le premier *Dispensaire* : il fut en butte aux attaques des Médecins et des Apothicaires, auxquels son entreprise philanthropique portait ombrage et surtout préjudice. Au cours de cette querelle, Garth couvrit ses ennemis de ridicule, dans un poème épique en cinq chants, *The Dispensary*, que Voltaire apprécie de la sorte :

« Son poème est moins dans le style burlesque que dans celui du *Lutrin* de Boileau ; on y trouve beaucoup plus d'imagination, de variété, de naïveté, etc., que dans le *Lutrin* et, ce qui est étonnant, c'est qu'une profonde érudition y est embellie par la finesse et par les grâces. Il commence à peu près ainsi :

> Muse, raconte-moi les débats salutaires
> Des médecins de Londres et des apothicaires,
> Contre le genre humain si longtemps réunis.
> Quel Dieu pour nous sauver les rendit ennemis?
> Comment laissèrent-ils respirer leurs malades,
> Pour frapper à grands coups sur leurs chers camarades?
> Comment changèrent-ils leur coiffure en armet,
> La seringue en canon, la pilule en boulet?
> Ils connurent la gloire; acharnés l'un sur l'autre,
> Ils prodiguaient leur vie, et nous laissaient la nôtre.

En réalité, ces vers, pétillants de verve, ont été imaginés par l'ermite de Ferney — « l'hypocondre », comme il s'appelle lui-même, qui proclame, quand il n'a pas besoin de son « Esculape-Tronchin », qu' « on vit et meurt très bien sans les médecins, « et qu' « il faut avoir du régime[1] et ne pas croire aux méde-

---

1. Dans une lettre adressée, de Londres, à M. Thieriot, le 27 mai 1727, Voltaire préconise un appareil hydraulique, ingénieux et hygiénique — le précurseur de l'énéma — pour assurer la liberté du ventre et, par suite, celle de l'esprit : « ... Il faut que vous sachiez, mon cher, qu'on a, en Angleterre, une machine pour prendre un lavement, qui est un chef d'œuvre de l'art, car vous pouvez la mettre dans votre gousset et en faire usage quand et partout où il vous plait. Si jamais j'ai le plaisir de vous revoir, soyez sûr que vous aurez une demi-douzaine de ces instruments délicieux. »

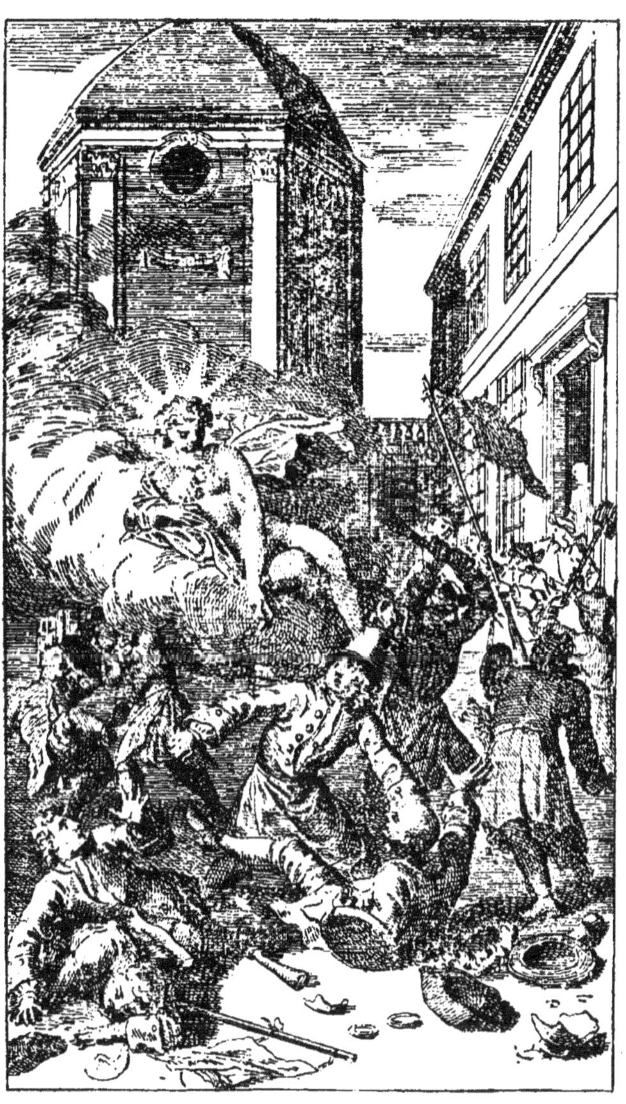

Fig. 3.

cins ». Mais cette prétendue traduction peut servir de prologue à ce petit poème, dont il indique le ton, l'esprit et le manque de goût.

De crainte d'être traité de *tradittore*, nous nous garderons de traduire, ni même d'analyser sommairement cette fiction satirique : les plaisanteries mordantes de Garth à l'adresse de ses confrères — caricaturés sous les pseudonymes de Mirmillo le bourreau, Horoscope le charlatan, Querpo le bigot, Carus le flatteur, etc. — perdraient toute leur saveur. Nous nous contenterons de reproduire trois, sur six, des gravures qui illustrent ce curieux opuscule.

Le Frontispice (fig. 3) nous montre Hygie, qui indique le nouveau Dispensaire aux miséreux couchés sur leur grabat, tandis que la déesse de la santé tient en respect le bataillon des Médecins et Apothicaires révoltés, commandé par l'Envie.

A la gravure suivante (fig. 4), nous voyons le dieu de la Paresse, dont le délicieux farniente, qu'il goûte sous les lambris de la Faculté, est troublé par l'installation du Dispensaire. Il donne l'ordre à son Génie d'aller à la recherche de l'Envie et de la tenir au courant du complot tramé contre son repos, par les « homicides » de Warwick-Lane.

L'Envie accourt et entraîne les dissidents au combat contre leurs nombreux adversaires. La lutte s'engage, furieuse de part et d'autre (fig. 5); mais bientôt Hygie apparaît au milieu de la mêlée et rétablit la concorde : « Atticus — Garth sans doute — vous enseignera à soulager les pauvres ! »

✤ ✤ ✤

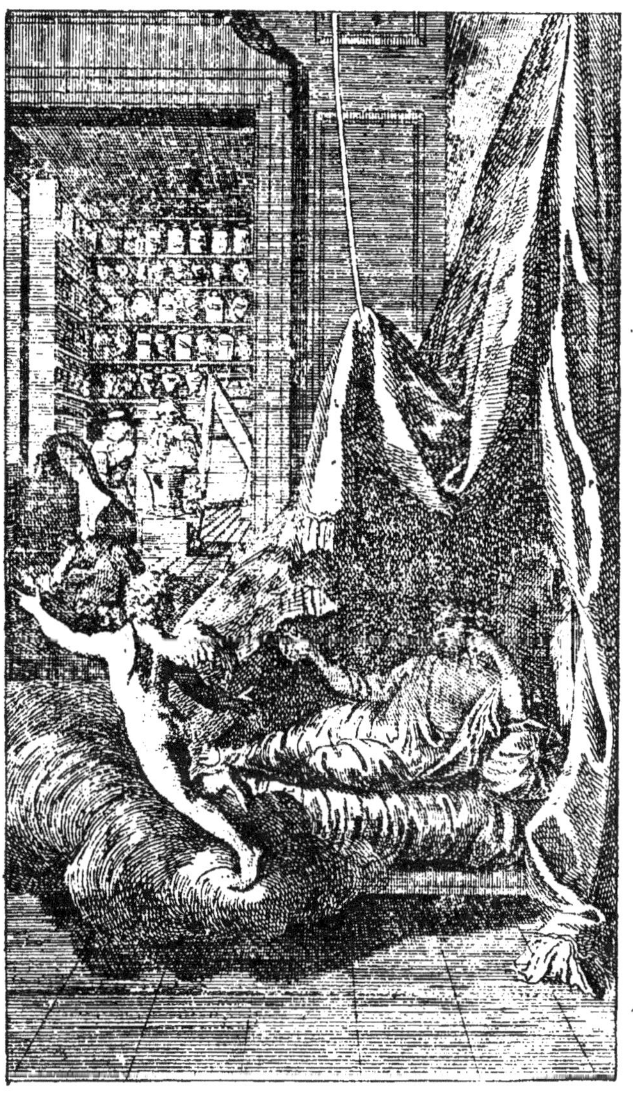

Fig. 4.

✢ ✢ ✢

BAUMÉ INTERLOQUÉ

Un des plus célèbres apothicaires de Paris, M. Baumé, était occupé dans son laboratoire à des opérations essentielles. On le fait venir dans sa boutique, pour une personne qui demandait à lui parler.

Cette personne, après lui avoir appris, fort au long, le commencement, les progrès et l'état de son mal, finit par lui demander ce qu'il fallait qu'elle fît.

M. Baumé, qui pendant que le particulier lui parlait, était plus inquiet de ce qui se passait dans son laboratoire que des maux qu'on lui détaillait, répondit brusquement : « Il faut, monsieur, que vous preniez un médecin ou un chirurgien. »

— Le particulier, étonné de cette vive lapalissade, à laquelle il ne s'attendait pas, regarda fixement l'inventeur de l'aréomètre et lui dit avec non moins de vivacité : *Est-ce en infusion ou en décoction ?*

Encyclopediano.

✢ ✢ ✢

LE DÎNER DE LA DOMINICALE

Octave Uzanne[1] a raconté en ces termes comment Louis, le célèbre chirurgien du xviiie siècle, aussi connu par son talent que par la cordialité de ses réceptions et la splendeur de ses largesses, avait fondé chez lui le dîner de la *Dominicale*, qui succéda au

---

1. O. Uzanne, *Notice sur la vie et les œuvres de Crébillon fils* (p. xlvii); préface des *Contes dialogués*, de Crébillon fils. Paris, A. Quantin, 1879.

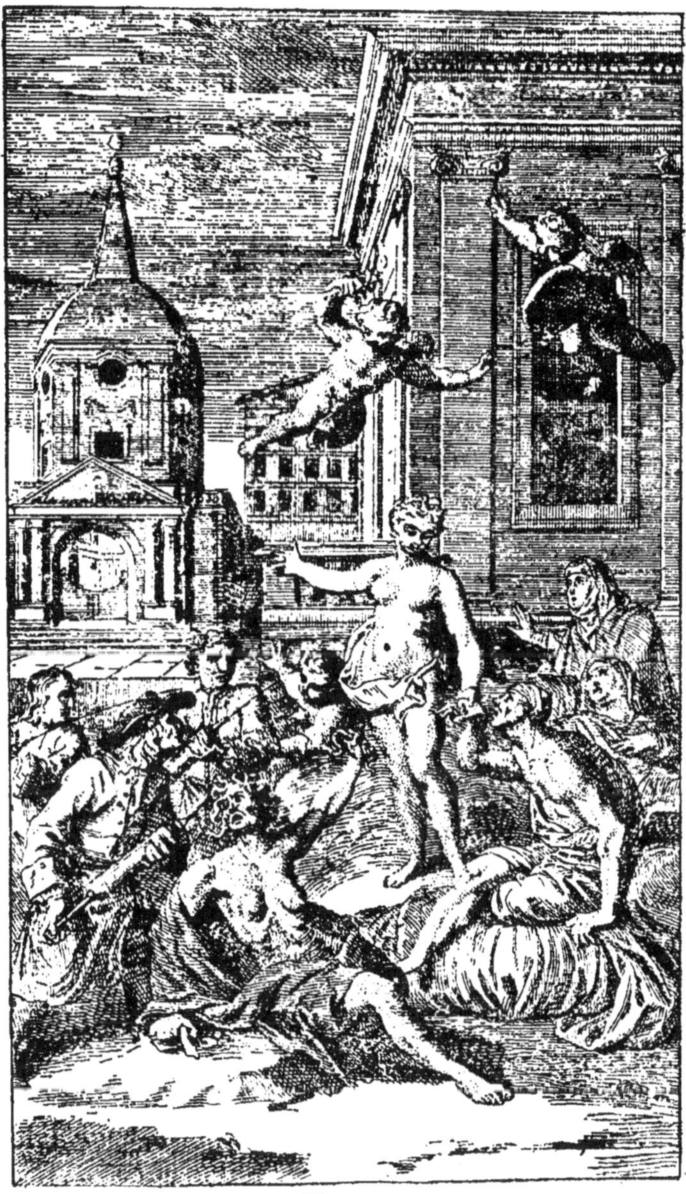

Fig. 5.

Nouveau Caveau, successeur lui-même du premier Caveau, créé par le... boulevardier Crébillon fils'.

« Dans cette bruyante société chansonnière, dit Uzanne, on dérogea à la loi qu'on s'était faite précédemment de ne point y admettre de femmes. Sophie Arnould y pénétra, apportant avec elle cet esprit prompt à la riposte, cette légèreté de parole et cette séduction de femme à caprice, si bien faite pour exciter les convives et stimuler les saillies, bons mots et quolibets. Vadé et Barré s'étaient fait recevoir membres de ce club enchanté, et la Sophie prêtait le concours de sa voix charmante aux chansons nouvellement écloses qui s'y produisaient. »

La *Dominicale* survécut à Crébillon, mais disparut à la Révolution.

A ce propos, il serait intéressant de rechercher quels furent les rapports de Sophie Arnould et de Louis. Qui pourra nous l'écrire, car les Goncourt [1] sont morts.

D'après Robert Douglas, qui a publié après eux une étude sur Sophie Arnould [2], et qui a reproduit à peu près dans les mêmes termes ce qu'ont dit les frères de Goncourt (*loc. cit.*, p. 61) et Uzanne, sur la présence de la célèbre cantatrice au dîner dominical [3], Sophie Arnould ne s'était peut-être jamais autant réjouie de la perte de sa réputation, que lorsqu'elle se

1. On sait que les de Goncourt ont publié une étude sur *Sophie Arnould, d'après sa correspondance et ses mémoires inédits.* Paris, 1857, 1877, 1885.

2. Robert Douglas, *Sophie Arnould.* Traduction française par Ch. Grolleau. Paris, 1898.

3. Louis habitait rue des Cordeliers, aux Ecoles de Chirurgie (*Almanach royal*), et c'est là évidemment qu'avait lieu le *dîner dominical*.

trouvait à la table de l'éminent médecin. Bien que tous les convives fussent de bonne compagnie au point de vue social, il n'est pas douteux qu'une femme respectable ne se serait pas souciée d'obtenir le privilège qui ravit Sophie Arnould. Mais, si l'on en juge par certains de ses bons mots [1], qu'il serait difficile de reproduire, il est à peu près certain qu'aucun personnage de cette société n'eut songé à rougir, en entendant quelque plaisanterie trop libre ou quelque chanson trop risquée.

Gaz. médicale de Paris.

✤ ✤ ✤

PRUDENCE DE SENAC

Le maréchal de Saxe ayant eu une maladie grave en avait été guéri par le médecin SENAC, qui dans le commencement de sa convalescence, le suivait partout. Un jour qu'au siège d'une ville, le maréchal

---

1. En voici quelques-uns relatifs à des médecins, que nous avons relevés dans *Arnoldiana ou Sophie Arnould et ses contemporains* (par A. DEVILLE). (Un exemplaire de cet ouvrage a été annoté par le Dr Millin) :

Le Dr LÉGER, médecin renommé parmi les vierges de l'Opéra, s'étonnait que les femmes galantes donnaient plus d'amour qu'elles n'en recevaient. « C'est comme les bons médecins qui ne prennent jamais de médecine », dit-elle.

A Guilbert de Préval, médecin, dissertant sur les avantages de son art : « Mon cher Docteur, dit-elle, quand je vous vois traiter un malade, il me semble voir un enfant qui mouche une chandelle ».

Le Dr BARTHEZ disait un soir, au foyer de l'Opéra, que la goutte était la seule maladie qui donne de la considération dans le monde. « Je le crois bien, dit-elle, c'est la croix de Saint-Louis de la galanterie ».

voulut aller reconnaître quelques ouvrages, il fit avancer jusqu'à demi-portée de canon son carosse, dans lequel était le bon médecin. Il en descend, monte à cheval, et dit à Senac : « Attendez-moi là, docteur, je serai bientôt de retour. — Mais, Monseigneur, lui dit Senac, et le canon? Les artilleurs vont prendre pour but votre carrosse, et moi qui serai dedans! — Eh bien, levez les glaces, lui répondit le maréchal; » et il part. Senac partit aussi, c'est-à-dire qu'il n'eut rien de plus pressé que de quitter la voiture et de s'enfuir à la queue de la tranchée.

✤ ✤ ✤

ORIGINE DU NOM DE TROUSSEAU

TROUSSEAU fut un jour curieux de savoir d'où lui venait son nom, quelle était son origine, sa signification, son étymologie. Il s'adressa, dans ce but, à l'érudit docteur Chereau, bibliothécaire de la Faculté, qui, à en juger par la réponse que lui fit Trousseau, dut donner toute satisfaction à ce dernier. Voici la lettre du savant professeur :

« Samedi, 6 janvier 1866.

« Mon cher ami,

« J'ai reçu votre petite lettre, si bien *troussée!* Il est bien clair que, lors de l'affranchissement des serfs au moyen âge, un de mes aïeux a dû être chargé par le seigneur de *détrousser* les pauvres paysans, pour composer le *trousseau* de la fille qu'il avait à marier, exactement comme nos excellents rois *détroussaient* nobles et vilains, quand ils voulaient faire le *trousseau* des princesses qu'ils destinaient à quelque couronne.

La *trousse* médicale, cette boîte de petits instruments, dérive encore du *trossa* dont vous me parlez, et si, quand on

trousse une dinde, c'est habituellement pour arranger et lier
ensemble les pattes et les ailes, je ne suis pas sûr que ce soit
avec la même intention que l'on *trousse* quelquefois autre
chose.

« Tout à vous,

« Trousseau. »

N'est-ce pas d'un tour d'esprit charmant ?

✠ ✠ ✠

LE MEILLEUR CHIRURGIEN

Dans une épître, adressée à un chirurgien par
Habicot, celui-ci raconte la conversation qu'il eut
devant la reine-mère avec la duchesse de Nemours.

Cette dame lui demanda un jour quel était le meilleur
chirurgien de Paris. La question était embarrassante.
Habicot y répondit, en disant qu'il n'y en avait qu'un,
savoir celui qu'on affectionnait.

✠ ✠ ✠

LE POMPIER MÉDECIN

Le Dr Hellis n'échappa pas à l'ordinaire hostilité
des confrères malveillants. A une certaine époque,
quelques-uns de ces derniers avaient excité contre lui
les élèves de son hôpital, qui l'accueillaient non seulement sans faveur, mais encore avec des épithètes
injurieuses. Un jour que ces jeunes gens, le voyant
arriver, s'étaient mis irrévérencieusement à crier :
« Voilà le pompier ! » — « Oui, oui, répliqua-t-il aussitôt, un vrai pompier, car lorsque je suis au milieu

de vous, j'ai surtout des seaux (sots) autour de moi! »
Les élèves se mirent à rire et tout fut dit ; l'épithète
tomba, et aussi la malveillance qu'on avait jusque-
là témoignée au professeur.

✢ ✢ ✢

INVIDIA MEDICORUM

M. de Lamure, rapportait quelqu'un au médecin
Barthez, dit assez ouvertement qu'il ne croit pas à la
médecine.

— « Parbleu ! répliqua Barthez, il a fort raison s'il
parle de la sienne. »

A son tour, Bouvard disait de Barthez : « C'est un
excellent professeur, c'est un homme universel, qui
sait le droit, la physique, la mathématique, et même
la médecine. »

✢ ✢ ✢

TRAITEMENT MORAL

Marc-Antoine Petit (de Lyon) avait opéré de la
pierre M. André (de Dijon), et depuis deux heures le
sang coulait encore avec une abondance alarmante.
« C'en est fait de moi, dit celui-ci, je perds tout mon
sang. — Vous en perdez si peu, répliqua l'habile chirurgien, que vous serez saigné dans une heure ». Ce
n'était pas assurément son intention : il partageait les
inquiétudes du malade ; mais l'idée imprévue d'une
saignée, entièrement opposée à une hémorragie, en
lui prouvant que celle-ci était légère, rassura son
esprit alarmé. Le sang ne tarda point à s'arrêter et
M. André fut sauvé.

✢ ✢ ✢

HEUREUX EFFET DE LA PUDEUR

Quand Laennec eut découvert l'auscultation — la clef de la pathologie thoracique — il se trouva des docteurs Tartuffes pour protester, au nom de la morale, contre l'impudicité de cette méthode de diagnostic, qui obligeait le médecin à appliquer son oreille sur la poitrine de ses clientes. *Proh pudor!* Ces mesquines querelles, suscitées surtout par la routine, sous le couvert de la pudicité, amenèrent Laennec à inventer son instrument. Lui-même finit par partager les scrupules, plus ou moins sincères, de ses critiques. Il raconte, dans son *Traité de l'auscultation médiate,* la genèse de son invention :

« Je fus consulté, en 1816, pour une jeune personne qui présentait des symptômes généraux de maladie du cœur, et chez laquelle l'application de la main et la percussion donnaient peu de résultats, à raison de l'embonpoint. L'âge et le sexe de la malade m'interdisant l'auscultation directe, je vins à me rappeler un phénomène d'acoustique fort connu. Si on applique l'oreille à l'extrémité d'une poutre, on entend distinctement un coup d'épingle donné à l'autre bout. J'imaginai que l'on pouvait peut-être tirer parti, dans le cas dont il s'agissait, de cette propriété des corps. Je pris un cahier de papier, j'en formai un rouleau fortement serré, dont j'appliquai une extrémité sur la région précordiale et, posant l'oreille à l'autre bout, je fus aussi surpris que satisfait d'entendre les battements du cœur d'une manière beaucoup plus nette et plus distincte que je ne l'avais jamais fait par l'application immédiate de l'oreille[1] ».

1. Cf. *Histoire de la Médecine,* par L. BARBILLION, 1886.

Un cylindre de bois de un pied de long fut substitué au rouleau de papier et reçut le nom barbare de *stéthoscope*.

Ainsi Laennec n'hésitait pas à « appliquer la main » sur la poitrine opulente de cette jeune cliente — cela se conçoit de reste! — mais il refusait d'y accoler son oreille. Explique qui pourra ce *distinguo* de la pudeur. Quant aux amis du progrès, ils ne peuvent que s'en féliciter : en effet, grâce à cet excès de délicatesse, la science médicale s'est enrichie d'une de ses plus précieuses découvertes; et, pour être complètement équitable, n'oublions pas de signaler cette invention, comme un nouvel exemple de l'influence des seins dans l'Histoire.

✤ ✤ ✤

LES CHIENS A M. ORFILA

Voici une chanson composée sur les expériences toxicologiques faites, en décembre 1840, par le célèbre toxicologue, pour justifier son rapport dans un procès célèbre. Le sacrifice des chiens dans l'affaire SYVETON donna naguère un regain d'actualité à cette vieille histoire.

Air : *En revenant de Bâle, en Suisse.*

Docteur fanatique,
Les chiens, aux abois,
De votre clinique
Maudissent les lois.

Nom d'un Chien! aux Parques fatales
Pourquoi prêter votre talent?
Les boulettes préfectorales
Nous déciment suffisamment.
　　Docteur, etc.

Cruel! quel intérêt t'ordonne
Ces effroyables guet-apens?
Ce chien, que ta main empoisonne,
S'il en réchappe, tu le pends.
      Docteur, etc.

Ces exécutions sanglantes
Se font avec solennité.
Grands dieux! que de morts violentes
Sur la place de la Santé[1]!
      Docteur, etc.

Un époux, plein de gourmandise,
Meurt d'un gâteau plein d'arsenic;
On nous fait boire la sottise
En nous passant à l'alambic.
      Docteur, etc.

Assez de visions cornues
Se sont fait jour dans ce procès,
Et les scalpels et les cornues
Nous en ont fait payer les frais.
      Docteur, etc.

C'est une bien drôle de charge;
Hélas! nous sommes, bel et bien,
Traités comme monsieur Lafarge,
Que l'on a traité comme un chien.
      Docteur, etc.

Afin d'éclairer la justice,
La science a fait grand fracas;
Mais les docteurs entrés en lice
Sont d'accord comme chiens et chats.
      Docteur, etc.

1. Ancien nom de la place de l'Ecole-de-Médecine.

Qu'on nous dise pourquoi nous sommes
Traqués comme chiens de chrétiens.
Ah! si vous avez des grands hommes,
Il est aussi de très grands chiens!
    Docteur, etc.

Saint Roch eut un chien vénérable,
C'était du sacré chien tout pur!
Il est au ciel... et nous, sur table,
On nous découpe le fémur.
    Docteur, etc.

Munito, vrai puits de science,
Le vaillant chien de Montargis,
Sont honorés partout en France...
Mais nous... gare les bistouris!
    Docteur, etc.

Des douairières attendries
Vous empoisonnez les vieux jours,
En envoyant aux Gémonies
Les chiens, leurs dernières amours!
    Docteur, etc.

Odieux rival d'Esculape
Que tout vrai chien, pour tes méfaits,
Partout après tes mollets jappe;
Mais, docteur, as-tu des mollets?
    Docteur, etc.

On sait ton goût pour la musique,
Ah! puisses-tu, dur Orfila,
Dans quelque gamme chromatique
Perdre ton *sol*, ton *ut*, ton *la!*

     Docteur fanatique,
     Les chiens, aux abois,
     De votre clinique
     Maudissent les lois.

ENVOI A M. ORFILA

Quand votre haute renommée
Irrite des flots d'envieux,
Qu'importe l'assaut du Pygmée
Au géant qui touche les cieux!

Docteur, le critique,
Réduit aux abois,
De votre clinique
Subira les lois.

Charles F.

RÉPONSE D'UN DOCTEUR[1]

A LA PLAINTE D'UN CHIEN

Même air.

Bon dieu! dans quel siècle nous sommes!
Les chiens se plaignent de leur sort;
Ils font chorus avec les hommes
Et nous accusent de leur mort!
Ennuyeuses bêtes,
Cessez vos discours;
Vrais chiens que vous êtes,
Vous criez toujours.

Pourquoi donc contre ma science
Vous ameutez-vous, furieux,
Quand j'ajoute à votre existence...
Un trépas des plus glorieux,
Ennuyeuses bêtes, etc.

1. Jules Lagarde.

N'êtes-vous pas chargés de chaînes
Et sujets aux coups de bâton?
Je vous épargne bien des peines
En vous envoyant chez Pluton. -
        Ennuyeuses bêtes, etc.

Femmes nobles ou plébéiennes
Nous causent souvent des regrets;
En vous attaquant trop aux chiennes,
Il vous en cuit, pauvres roquets!
        Ennuyeuses bêtes, etc.

Si chez nous l'espèce canine
Venait à trop se propager,
La nôtre, prise de famine,
N'aurait plus un os à ronger,
        Ennuyeuses bêtes, etc.

Je vois partout des coteries :
Eh! voulez-vous, messieurs les chiens,
Singer par vos criailleries
Les musulmans et les chrétiens?
        Ennuyeuses bêtes, etc.

La Faculté veut, chaque année,
Un certain nombre de décès;
L'espèce humaine est épargnée
Quand chez vous je prends mes sujets.
        Ennuyeuses bêtes, etc.

Par un homme de mon mérite
Si vous vous croyez maltraités,
Déposez une plainte écrite
A la Chambre des députés.
        Ennuyeuses bêtes, etc.

Oui, laissez mes mollets tranquilles,
Sur mes talons n'aboyez plus;
Des envieux, des imbéciles
Nous sommes bien assez mordus...

> Ennuyeuses bêtes,
> Cessez vos discours ;
> Vrais chiens que vous êtes,
> Vous criez toujours !

✧ ✧ ✧

AU DIEU VOLTAIRE

Un jeune médecin vint à Ferney pour voir Voltaire, qui était malade et ne recevait personne. Après avoir dîné avec Mme Denis, le docteur improvisa ce quatrain, qui lui fit bientôt ouvrir la porte de l'égrotant :

> Je croyais en ce lieu voir le Dieu du génie,
> L'entendre, l'admirer et m'instruire en tout point;
> Mais il est comme Dieu dans son Eucharistie :
> On l'adore, on le mange et l'on ne le voit point.

✧ ✧ ✧

FEU LE PROFESSEUR BAILLON

Baillon se mariait. Au moment de se mettre en route pour la mairie, on s'aperçoit qu'il ne manque que le principal intéressé. Moment d'émoi. Parents et amis se dirigent en toute hâte vers le laboratoire du savant, où ils le trouvent plongé dans la contemplation amoureuse de quelque échantillon de plante rare.

— Il faut vous dépêcher; on n'attend plus que vous !

— C'est ennuyeux, fait Baillon, si l'on ne peut plus faire de botanique dans ce pays!...

Baillon était la terreur des candidats, dont la timidité alimentait volontiers sa verve caustique et mordante.

Un jeune étudiant, fils d'un richissime financier, passait devant lui son premier examen de doctorat. Sur une question assez simple du professeur, le jeune homme reste coi... comme le commun des candidats :

— Allons, fait le sarcastique examinateur, il faudra faire des économies pour acheter un manuel de botanique.

Une autre fois, c'est un étudiant de 20e année, véritable pilier de brasserie, empestant la nicotine, qui comparaît devant le professeur redouté. Celui-ci lui donne une feuille de tabac à reconnaître. Le candidat reste obstinément muet.

— Voyons, vous faites un usage quotidien de cette plante, vous paraissez même en faire une consommation immodérée.

L'étudiant eut un éclair :

— J'ai trouvé, s'écria-t-il triomphalement, *c'est de l'absinthe!*

DUTAILLY.

✣ ✣ ✣

ÉPIGRAMME ATTRIBUÉE AU MÉDECIN DE TALLIEN

En 1797, à l'occasion d'une toux, suivie d'hémoptisie, dont il était affecté, on fit courir, sur le « proconsul » TALLIEN, la pièce suivante :

Tallien dit à son médecin :
Ma foi, je crains fort pour ma vie ;
Je pourrais bien, quelque matin,
Périr de cette hémorragie.
— Vous plaisantez, bah ! ce n'est rien,
Dit le docteur avec malice ;
Moi, je trouve que c'est un bien :
De vos humeurs cela purge le vice ;
Et quand on a bu tant de sang,
Entre nous, n'est-ce pas enfant
De s'étonner qu'on en vomisse ?

☙ ☙ ☙

AU PIED DE LA LETTRE

Un malade était atteint d'une tumeur blanche de l'articulation du genou, qui était pour lui la cause d'une diarrhée incoercible.

Le mal augmentant, et l'amputation du membre étant devenue indispensable, VELPEAU la pratiqua ; puis, en vertu de cet axiome qui dit *sublatâ causâ*, etc., l'intestin revint à de meilleurs sentiments et la diarrhée cessa.

Aussi, quelques jours après, le professeur, parlant de ce malade, disait à ses élèves :

— « Voilà comment, Messieurs, l'amputation d'un membre coupe net une vieille diarrhée. »

— « Monsieur, reprit alors un médecin portugais, pour qui toute parole du maître était un oracle, j'ai dans mon pays un malade atteint depuis quinze mois d'une diarrhée contre laquelle j'ai vainement tout essayé. Si je lui coupais une jambe, ça le guérirait peut-être aussi ? »

☙ ☙ ☙

DANGERS DE LA VIE SÉDENTAIRE

Le célèbre chirurgien anglais Astley Cooper, fatigué de son art et possesseur d'une grande fortune, s'était retiré à la campagne dans une terre magnifique. Cinq ou six mois après, il revint à Londres, aussi changé que s'il avait fait une maladie grave et longue.

Aux nombreuses questions que lui adressaient ses amis, qui l'avaient jugé le plus heureux des hommes, il répondit : — Voulez-vous savoir ce que je faisais dans mon parc? Je regardais successivement tous mes arbres, pour choisir celui auquel je me pendrais.

Il voulut reprendre les occupations de toute sa vie, mais il était trop tard : il ne tarda pas à succomber.

✤ ✤ ✤

COMMENT LES PHYSIOLOGISTES ONT DÉFINI
LE BAISER

Henri Gibbons, médecin australien, définit ainsi le baiser :

« Un *baiser* est la juxtaposition des muscles orbiculaires de l'orifice buccal à l'état de contraction. »

« — Que les poètes me le pardonnent, dit le Dr Onimus, *il y a quelque chose de la ventouse dans l'acte du baiser.* Celui qui donne un baiser, non seulement cherche instinctivement à produire sur des nerfs périphériques le plus grand nombre d'impressions, mais, en même temps, et peut-être instinctivement aussi, il embrasse les plus sensibles... »

Et maintenant, vous plaît-il de connaître la classification des baisers?

« Il me semble naturel, dit l'auteur précité, de diviser les baisers en trois catégories bien simples :

Le *baiser cutané*, peau contre peau : le baiser des vieillards ou des enfants, qui ne voient dans cet acte qu'une simple formalité, dont ils ne comprennent ni le sens, ni la sensation ;

Le *baiser cutané muqueux* : celui dans lequel une muqueuse, celle des lèvres par exemple, est appliquée sur une région cutanée quelconque : c'est le *mariage de la muqueuse et de la peau* ;

Le *baiser muqueux* : où deux muqueuses entrent en contact.

Le baiser cutané est celui de l'indifférence ; le cutano-muqueux, celui de l'amitié ; le muqueux, celui de l'amour. »

Le baiser muqueux, renchérit un autre médecin[1], à la bonne heure, voilà le vrai, l'unique baiser !

Et savez-vous quelle est la « caractéristique de ce baiser, qui en fait une chose à part, si apprécié des colombes... et des humains? C'est le *Réflexe*!...

« Des spiritualistes vous parleront d'associations d'idées ; pour moi, j'avoue, en pareil cas, n'avoir guère pensé, et n'ai été éloquent qu'à la façon de Démosthène. Le *Réflexe*, vous dis-je, le *Réflexe, tout le baiser est là*. »

Ah! qu'en termes galants!...

<p style="text-align:center">~~~</p>

Nos lecteurs se souviennent de l'étrange délibération, prise il y a quelque dix ans par le conseil sani-

---

1. *Journal de médecine de Paris*, 1887.

taire d'Orange (New-Jersey), qui déclara sentencieu-
sement le baiser contraire aux lois de l'hygiène.

Les « autorités médicales » anglaises furent in-
terwievées sur ce point spécial. Nous leur devons
quelques réponses originales.

Après MM. Normann Kerr et sir Richardson, qui
pensent que le « baiser durera autant que le monde »,
le docteur Bridger affirma que, « dans l'acte du *baiser*,
nous ne rencontrons que des microbes bienfaisants » ;
et que « les avantages du baiser l'emportent de beaucoup sur le risque infinitésimal qu'il peut faire courir,
car il nous munit de microbes utiles à la digestion ».

Le baiser digestif! Voyez-vous la maîtresse de maison, à la fin du dîner, distribuant des embrassades en
guise de liqueur de dessert?

✤ ✤ ✤

FINESSE DE DIAGNOSTIC

Un jour Corvisart se trouvait aux bains Vigier. Il
entend tousser dans la baignoire séparée de la sienne
par une cloison, et, à la récidive, il croit reconnaître
que cette toux indique un principe d'affection pulmo-
nique. En sortant, les deux voisins se rencontrent; le
médecin voit un homme de près de six pieds et fort à
proportion.

Il l'aborde et lui dit :

« Monsieur, je suis médecin; s'il m'est permis de
vous donner un conseil, prenez garde à votre toux;
cela ne paraît rien, et pourtant elle est d'une mauvaise
nature. Il faut éviter de vous baigner.

— Ah! Monsieur, j'en serais bien fâché, lui répond

le colosse, le bain me fait le plus grand bien, je me
porte à merveille ».

Et, en s'en allant, il pensait probablement :

« Voilà un médecin sans pratiques qui ne serait
pas fâché de s'en procurer ».

Quelques mois après, au retour de la belle saison,
le docteur se retrouve aux mêmes bains et se rappelle
le tousseur. Comme sa taille le rendait remarquable,
il en demande des nouvelles au garçon :

« Ah! monsieur un tel? Nous avons su qu'il était
mort la semaine dernière; c'était un de nos habitués.

— Il est mort? reprend le docteur, et de quoi?

— On nous a dit d'une maladie de poitrine; il avait
les poumons gâtés.

— Eh bien! voilà de ces choses qui font plaisir! »
s'écria Corvisart. Et il se retira, radieux.

Cette anecdote en rappelle une autre, dont le héros
est le célèbre docteur M***. Celui-ci était comme l'Almanach de Liège : il lançait des prophéties, qui ne
se réalisaient pas toujours. Une fois, cependant, il
tomba juste : il avait prédit la peste et le fléau sur-
vint. Comme il s'en montrait réjoui : « Vous avez
beau dire, répliqua-t-il à ceux qui s'en étonnaient, on
est bien aise de ne pas s'être trompé ».

✣ ✣ ✣

LA FUITE D'UN HÉROS DEVANT LE LAVEMENT

La duchesse de Marlborough priait son mari de
prendre médecine. Le glorieux général faisait la grimace.

— « Ah ! s'écria la duchesse, avec cette chaleur qui lui était habituelle, que je sois pendue, si cela ne vous fait pas du bien ! »

— Allons, milord, dit froidement le Dr Carth, avalez : d'une façon ou de l'autre, vous y gagnerez.

✠ ✠ ✠

TRAIT QUI DÉPASSE LE BUT

MALGAIGNE (fig. 6) venait de prendre part à je ne sais plus quel concours de la Faculté et y avait fait une leçon brillante et très applaudie. Le soir, sur la table où se réunissaient d'habitude ses amis, ceux-ci trouvèrent, sur un petit carré de papier, le quatrain épigrammatique suivant (de Lenoir) :

> Dans sa leçon, que si fort vous prônez,
> Qu'a dit Malgaigne à son docte auditoire?
> Parla-t-il de pratique, ou de dogme, ou d'histoire?
> — Non, mon cher, il parla du nez[1].

Malgaigne, ce soir-là, arriva l'un des premiers et lut, l'un des premiers, le fatal quatrain. Il fit une grimace horrible, se remit bientôt, prit sa demi-tasse, comme si de rien n'était. Mais ni le lendemain, ni les jours suivants, ni plus jamais, on ne le revit chez Procope.

Cette mauvaise plaisanterie nous remémore une fine et judicieuse pensée d'Edgar POE :

---

1. Variante :

> Dans ses doctes leçons, que si fort vous prônez,
> Qu'a dit Malgaigne à son jeune auditoire?
> A-t-il parlé de doctrine ou d'histoire ?
> — Non pas, mon cher,... il a parlé du nez.

« Attaquer un homme de talent est encore, pour les sots, le meilleur moyen d'arriver à la célébrité. Jamais le scorpion ne fût devenu constellation, s'il n'eût mordu Hercule au talon... »

✣ ✣ ✣

DIPLOMATE QUI TROUVE SON MAITRE

— Vous croyez donc valoir beaucoup ? disait le prince de Talleyrand à BARTHEZ.

— Très peu, quand je me considère, répondit Barthez; beaucoup, quand je me compare.

✣ ✣ ✣

SIGNATURE IMPÉRATIVE

Un ami de François POUSSE, médecin de la Faculté de Paris, vint un jour le consulter sur l'espèce d'inquiétude qu'il avait de ce qu'il ne pouvait avoir d'enfant. Il croyait que cela pouvait être attribué à ce que sa femme était mal conformée. Pousse, après l'avoir bien écouté, bien questionné, le congédia avec cette ordonnance :

« Ta femme est très bien conformée. — POUSSE. »

✣ ✣ ✣

POUSSE ENCORE!

Est-ce le fils, ou un homonyme de ce médecin, qui était directeur d'une importante Maison d'accouchement à Pantin, rue de la Villette-Saint-Denis, n° 32? « 50 fr. pour l'accouchement et les neuf jours », dit une affiche suggestive. Quoi qu'il en soit, pour un accoucheur, le nom de Pousse était du meilleur augure. Les dames pensionnaires, entre autres distractions, avaient à leur disposition une salle de billard, pour continuer leurs carambolages et une pièce d'eau (de l'Amnios), où elles pouvaient « pêcher » à leur aise, sans compter les kiosques retirés, les grottes sombres, propices aux rêveries et à la récidive.

Une remarque patriotique, en coup de vent : pour lutter contre la dépopulation, ne pourrait-on multiplier à l'infini les inscriptions, d'essence obstétricale : POUSSEZ, TIREZ, qu'on lit sur les portes de maints établissements publics : métros, magasins de nouveautés, ministères, musées, etc.?

✠ ✠ ✠

CHIRURGIE ET SERRURERIE

Chacun a sa marotte en ce monde : Ingres se croyait un excellent violoniste ; Théophile Gautier, un grand peintre ; Victor Hugo, un peintre de décors, etc.

Velpeau, lui, se faisait gloire, comme Louis XVI, d'être un habile serrurier.

Un jour qu'il venait d'achever une opération très difficultueuse, il traversait, pour sortir, l'antichambre de l'appartement de son client. Tout à coup, il s'arrête, et se tournant vers le docteur Magne, qui l'accompagnait ce jour-là : « Comment feriez-vous, lui dit-il, pour sortir d'ici? Cette antichambre a cinq portes pareilles. Savez-vous laquelle conduit au dehors ? » Notre confrère, interloqué, ne savait que répondre à une semblable question.

— Eh ! bien, s'écria triomphalement Velpeau, c'est celle-ci — parce que c'est la seule dont la serrure soit en dedans.

Et le grand chirurgien sortit, plus fier de cette leçon de serrurerie que de l'opération qu'il venait de brillamment réussir.

✤ ✤ ✤

UNE LEÇON QUI COUTE CHER

Nélaton fut un jour mandé près d'un grand financier. Il accourut avec sa trousse et trouva un client qui avait toutes les apparences d'une santé excellente. Étonné, il demanda de quelle opération il s'agissait. Le client se déchaussa tranquillement et tendit son pied au chirurgien, en lui disant : « J'ai là un cor qui me fait beaucoup souffrir, je n'ai confiance qu'en vous, et je veux que ce soit vous qui me l'enleviez. »

Nélaton fit la grimace, mais ne jugea pas à propos de relever tout de suite l'inconvenance du procédé ; sans mot dire, il étendit une serviette sur ses genoux et extirpa le cor. Seulement, à peine rentré chez lui, il adressa à son client une note d'honoraires ainsi conçue :

« *Pour une opération chirurgicale... 6.000 francs.* »

Ce fut au tour du financier de faire la grimace ; il essaya de discuter, mais Nélaton lui fit comprendre qu'un chirurgien n'était pas un pédicure, et qu'au surplus, si l'opération ne valait pas 6.000 francs, la leçon les valait bien. Il eut tous les rieurs pour lui, et le gros financier dut s'exécuter.

L. Thuillier.

✤ ✤ ✤

QUELQUES CALEMBOURS DE VELPEAU

Velpeau avait la passion des jeux de mots ; il introduisait les siens partout et en toutes circonstances.

Un correspondant de l'Académie lisait, un jour, un mémoire à cette tribune. Dans ce travail, l'auteur invoquait le témoignage de ceux qu'il appelait les maréchaux de la médecine. Comme on le pense bien, le nom de Velpeau ne fut pas oublié. « Il paraît, dit il en se penchant vers son voisin, que je finis comme j'ai commencé. »

Il lui arrivait aussi de mettre ses mots en actions.

« Que pensez-vous, monsieur, du système d'*Epicure* ? disait-il un jour, tout en examinant une tumeur pour laquelle on venait le consulter. — Mais je pense qu'il a du bon, répond le consultant surpris. » Velpeau saisit une lancette et pratique rapidement plusieurs mouchetures superficielles. Le patient de se récrier : « J'étais bien sûr que vous vous vantiez », reprit Velpeau, avec ce malin sourire qui lui était habituel.

J. Béclard, *Notices et Portraits*.

✤ ✤ ✤

CUIQUE SUUM

J. Goulin, dans ses *Mémoires littéraires et critiques, pour servir à l'histoire de la médecine* (1775), fait, au vingt-sixième et dernier chapitre, l'aveu de quelques fautes qu'il a commises et rapporte un trait également honorable pour la mémoire de MARESCHAL et de MORAND.

« M. Mareschal, premier chirurgien du roi, fit, en 1726, avec le plus heureux succès, en présence de M. Morand, qui était jeune alors, et de plusieurs consultants, l'ouverture d'un abcès au foie à M. Le Blanc, ministre de la guerre : j'accompagnois M. Morand, et j'eus la satisfaction de voir faire cette opération.

Dans l'instant où M. Mareschal portoit le bistouri sur la tumeur, pour en faire l'ouverture, M. Morand y posa le bout du doigt ; M. Mareschal lui fit signe de l'ôter. M. Morand le réappliqua, en regardant fixement M. Mareschal ; et lui indiquant, des yeux et du doigt, que c'était là où il falloit ouvrir, M. Mareschal fit l'incision au lieu marqué, et pénétra dans le foyer de l'abcès.

Le ministre, parfaitement rétabli, donna un grand repas à sa famille, et y invita MM. Mareschal et Morand. Dans ce cercle, où la joie était peinte sur les visages, le ministre prit M. Mareschal par la main, et dit à ses convives : *Voilà celui à qui je dois la vie.* — « *Vous vous trompez, Monseigneur,* répondit M. Mareschal, et en montrant M. Morand, *c'est à ce jeune homme que vous la devez ; car sans lui je vous tuais.* »

✣ ✣ ✣

CHIRURGIENS CAUSTIQUES

Il ne fallait pas mettre à bout la patience de Mar-chal (de Calvi), car il avait la riposte prompte et le coup de boutoir solide.

Un jour que se présentait chez lui le mari d'une dame qui était morte en dépit de sa science, celui-ci entreprend de chicaner sur les honoraires et de demander une réduction.

— Un rabais ? lui répond Marchal d'un air narquois ; Monsieur désirerait-il prendre un abonnement ?

Cette anecdote rappelle le mot de Dupuytren, dont on connaît la causticité.

A la suite d'une opération pratiquée par l'habile chirurgien, le marquis de B... avait succombé. Le neveu du marquis héritait, de ce fait, de cent mille livres de rente. Il vint, peu de temps après, rendre visite à Dupuytren, se confondant en remerciements sur les soins donnés par le chirurgien, sa dextérité, etc. Enfin, il prodiguait à tel point les éloges, que Dupuytren, impatienté, lui dit brusquement :

— Est-ce que vous comptez, avoir besoin de moi pour un autre oncle ?

Après une consultation donné par Antoine Dubois, un parent du malade met quinze francs dans la main du célèbre chirurgien. Dubois fait mine de se retirer et, en se retirant, il trébuche contre un meuble.

Les trois pièces de cinq francs roulent par terre. On s'empresse et on les ramasse.

Cependant Dubois a les yeux fixés sur le carreau :
— Il en faut encore une. — Mais les voilà toutes les trois ! — Non, non, il en faut encore une.

Cette mimique se prolongeant, on finit par comprendre la façon spirituelle et piquante employée par le chirurgien, pour se faire honorer convenablement.

✤ ✤ ✤

PAS DE FAUSSE CLEF !

On causait devant TROUSSEAU de toutes ces boissons prétendues apéritives, qui empoisonnent avec permission de l'autorité. Deux ou trois des causeurs essayèrent de plaider les circonstances atténuantes pour le vermouth, le bitter et *tutti quanti*.

— Et vous, docteur, demanda quelqu'un à Trousseau, votre avis ?

— Mon avis est qu'on ne doit pas s'ouvrir l'appétit avec une fausse clé.

P. VÉRON.

✤ ✤ ✤

LA TACHE RÉVÉLATRICE

Entre les moyens mis en usage par PORTAL, et qu'il racontait lui-même en riant, en voici un que rapportait Pariset avec sa mimique expressive.

Il accompagnait un jour son maître chez un grand personnage, dyspeptique, qui, après plusieurs jours de diète, demanda quelque nourriture à son médecin : celui-ci l'accorda. L'essai fut très malheureux, et le malade parla de renoncer à tout traitement. Portal, d'un air méditatif, tâte son pouls : « Monseigneur, lui dit-il, *vous avez mangé un œuf à la coque?* — Quoi! vous voyez cela à mon pouls? reprit le malade. — Sans doute, dit Portal. L'œuf contient du soufre, du phosphore, une matière albumineuse, que le suc gastrique ne dissout pas. Une tisane de camomille romaine et la poudre d'yeux d'écrevisse vous guériront. »

Le plus stupéfait n'était pas le malade, dont la confiance fut raffermie, c'était Pariset. Arrivé dans le vestibule de l'hôtel :

« Grand homme, dit-il à Portal, je me jette à vos pieds, vous avez su reconnaître au pouls d'un malade qu'il avait mangé un œuf à la coque!

— *Imbécile,* reprit Portal, *il avait du jaune sur sa chemise.*

✣ ✣ ✣

JUSTES REPRÉSAILLES

Le célèbre docteur anglais Abernethy fut appelé un jour à Londres chez une vieille duchesse, pour donner des soins à un malade de sa maison.

Le docteur se rend aussitôt à l'invitation; on l'introduit dans un grand salon, et la duchesse lui indique, les larmes aux yeux, un... affreux petit singe emberlificoté de dentelles et couché sur d'élégants coussins. L'animal paraissait souffrir beaucoup.

Le grand docteur, profondément humilié du rôle de *médecin de singe* que l'on veut lui faire jouer, s'acquitte consciencieusement, *par humanité*, des devoirs de sa profession.

Il tâte silencieusement le pouls du singe, l'examine avec attention, et reconnaît bientôt la nature de sa maladie ; puis, avisant, dans un coin du salon, le petit-fils de la dame, gros baby bizarrement accoutré, qui se vautre sur un tapis, il va vers la duchesse, et lui dit d'un air grave :

— Madame, *vos deux fils* ont une indigestion ; ils n'ont qu'à boire du thé et à faire diète, cela se passera.

Et, saluant profondément la vieille duchesse stupéfaite, le docteur s'en alla vengé.

Abernethy était bien connu pour son laconisme. Il détestait les longues consultations et les détails inutiles et filandreux. Une dame, connaissant cette particularité, se présente chez lui, pour le consulter sur une grave blessure qu'un chien lui avait faite au bras. Elle entre sans rien dire, découvre la partie blessée, et la place sous les yeux du docteur. Abernethy regarde un instant, puis il dit : « Egratignures? — Morsure. — Chat? — Chien. — Aujourd'hui? — Hier. — Douloureux? — Non. » Le docteur était si enthousiasmé de la sobriété des réponses de la dame, qu'il l'aurait presque embrassée.

‽

Le même Abernethy n'aimait pas qu'on vînt le déranger la nuit. Une fois qu'il se couchait à une heure du matin de fort mauvaise humeur, parce qu'on était venu le faire lever à minuit, il entendit la sonnette retentir.

— « Qu'y a-t-il? s'écrie-t-il avec colère. — Docteur... vite! vite!.. Mon fils vient d'avaler une souris. — Eh bien dites-lui d'avaler un chat et laissez-moi tranquille! » fit le docteur en se recouchant.

✤ ✤ ✤

DÉSINTÉRESSEMENT ET MALICE DE BRETONNEAU

Quand on lui demandait ce qu'il fallait mettre dans sa bourse : « Ce que vous voudrez, répondait-il; la bourse du médecin doit être comme le tronc de l'église, où le riche dépose ce qu'il veut et le pauvre ce qu'il peut ».

M. de Rothschild, dont il avait soigné la famille, ne pouvant lui faire violence et le forcer à accepter des honoraires, garda par devers lui la somme qu'il lui destinait, et en capitalisa très scrupuleusement les intérêts, pour lui en remettre le montant plus tard avec la plus probe exactitude.

〰

Bretonneau était volontiers railleur. C'est lui qui disait à un hypocondriaque, lui offrant le prix d'une consultation : « Non, Monsieur, vous ne me devez rien, je ne reçois que l'argent des malades. »

〰

Un autre jour, à un client obsédant, qui le fatiguait depuis un instant de ses plaintes, il enjoignit de lui montrer la langue : « Je préfère la voir que l'entendre », lui dit-il avec quelque brutalité.

✤ ✤ ✤

HABILETÉ DE CANDIDAT

Un jour, le comte de Laborde reçut la visite du fameux chirurgien Larrey, qui venait lui demander son suffrage pour l'Institut.

— « Que n'êtes-vous arrivé plus tôt? répond l'académicien; je me suis engagé. — Eh bien! ce sera pour une autre fois, dit Larrey, prenant son parti. — Mais qu'avez-vous donc; vous paraissez souffrir? — Eh, oui! j'ai là un rhumatisme qui me désole. Et le bon M. de Laborde montrait son genou enflé. « Bah! bah! ce n'est que cela! Soyez tranquille. Qu'on lui applique le moxa! » On obéit, ou plutôt Larrey lui-même fait l'opération et le laisse dans des douleurs atroces, qui mettent le patient aux abois. Celui-ci jette les hauts cris; sa femme accourt. « Qu'y a-t-il? » Il explique l'affaire : « Mais pourquoi, lui dit-elle, vous êtes-vous laissé prendre d'assaut? — Eh! que voulez-vous? je lui avais refusé ma voix, pouvais-je lui refuser mon genou?

✤ ✤ ✤

BOURRU BIENFAISANT

M. Malouin, célèbre médecin de la Faculté de Paris et membre de l'Académie des Sciences, était devenu le médecin à la mode. Il était surtout recherché par les gens de lettres et les savants; mais il voulait qu'ils ne se permissent aucune observation sur ce qu'il prescrivait. Il exigeait une confiance entière, une soumission aveugle, et il se brouillait avec ses meilleurs amis, lorsqu'il leur arrivait de faire quelque plaisanterie sur la profession de médecin. L'un d'eux,

7

avec lequel il avait rompu pour cette raison, étant
tombé dangereusement malade, le docteur se rendit
chez lui d'office et lui dit : « Je vous hais, je vous
guérirai et je ne vous verrai plus. » Il tint parole
sur tous les points.

Une autre fois, un philosophe célèbre l'étant venu
remercier au bout de quatre ans, comme guéri par
un remède qu'il lui avait indiqué et qu'il avait eu la
patience de pratiquer aussi longtemps, il l'admira et
s'écria : « Embrassez-moi; vous êtes digne d'être
malade ! »

❖ ❖ ❖

LE PERSIFLAGE DE DESGENETTES

DESGENETTES, d'humeur peu charitable, aimait
beaucoup persifler; il lui arrivait de railler en latin,
assez souvent et presque toujours aussi bien qu'en
français.

A un examen sur l'hygiène, il demandait à un candidat où commençait la digestion ?

— Dans la bouche, répondit l'élève.

— Non, Monsieur, la digestion commence dans la
cuisine.

❖ ❖ ❖

Le même professeur n'était pas toujours commode
aux examens : aussi les étudiants appréhendaient-ils
sa sévérité.

Un jour, on put entendre, dans la salle des actes
de la Faculté de médecine, ce singulier dialogue :

— Monsieur, vous avez étudié l'hygiène, puisqu'il
s'agit d'un examen d'hygiène.

— Oui, Monsieur.

— Votre interruption n'est ni polie, ni politique.

Elle n'est pas polie, car il n'est pas de bon ton d'interrompre quelqu'un qui vous parle ; elle n'est pas politique, car en ne disant rien, vous n'êtes pas exposé à lâcher une sottise. Retournons maintenant à l'hygiène.

La police sanitaire fait partie de l'hygiène, n'est-ce pas ? Or, la police sanitaire exige qu'on ne fasse pas d'ordures dans les rues. Eh ! bien, Monsieur, hier, en rentrant chez moi, j'ai rencontré sur ma porte un homme qui faisait une chose fort incongrue. Vous sentez bien de quoi je veux parler.

Que feriez-vous, Monsieur, en pareille occurrence ?

— Puis-je répondre ? demande l'élève sans se troubler.

— Je n'attends que cela.

— Eh ! bien, le « cas » me paraîtrait si grave, que je vous appellerais en consultation.

Desgenettes le prit de haut et se fâcha rouge : il « colla » impitoyablement l'élève ; mais l'assistance s'amusa franchement de ce trait malicieux.

Quant au malheureux candidat, il était interné quelques années plus tard dans un cabanon de Bicêtre, où il expia le tort d'avoir eu, en maintes circonstances, trop d'esprit.

❖ ❖ ❖

LOUIS XV ET MOREAU

Moreau, chirurgien de l'Hôtel-Dieu, fut un jour mandé par Louis XV, pour une blessure qu'il s'était faite au pied.

— Ah ! çà, dit le roi, j'espère bien que vous allez me soigner autrement que vos malades d'hôpital ?

— Sire, répondit Moreau, j'ai le regret de dire à Votre Majesté qu'il m'est impossible de la soigner autrement.

— Et pourquoi cela ?

— Parce que je soigne mes malades d'hôpital comme des rois.

✠ ✠ ✠

CHIRURGIEN, PEU COURTISAN

Les plaisanteries et la causticité de son esprit furent les principaux éléments de la réputation que le célèbre médecin RADCLIFF acquit en peu de temps, parmi les gens du grand monde et de la cour ; mais elles finirent par le perdre dans l'esprit du roi (d'Angleterre), Guillaume (III), qui ne lui pardonna pas une saillie, au moins déplacée, qu'il se permit un jour à son égard. En effet, ce prince, le consultant sur l'enflure de ses jambes, lui demanda ce qu'il en pensait : « Ma foi, répondit Radcliff, je ne voudrais pas avoir ces jambes-là, quand même vous me donneriez vos trois royaumes[1] ».

Ch. RAVEL.

✠ ✠ ✠

DISTRACTION D'ARTISTE

Le professeur CHARCOT, d'ordinaire si grave, ne dédaignait pas une légère fumisterie de bon goût. Je me souviens de celle-ci : un matin, à la Salpétrière, un

---

1. JOURDAN, *Biogr. méd.*, VI, 531.

de ses élèves, depuis longtemps arrivé à tous les
titres désirables, et son collègue dans cet hospice, le
prie de venir lui donner son avis, sur une malade dont
l'examen clinique très compliqué était la source d'interprétations de diagnostic très variées. Charcot arrive,
suivi de tout son service, s'asseoit au lit de la malade,
attentif et sévère, pendant que le médecin expose ma-
gistralement, en une leçon soigneusement préparée,
l'état clinique de la malade. Charcot attentif, mais les
yeux fixés au fond de la salle, semble absorbé. Quand
la leçon du médecin est finie, qu'on se recueille pour
écouter la parole du Maître et être enfin fixé sur le
fameux diagnostic qui tenait en suspens tous les neu-
ropathologistes de l'Ecole, le Maître se lève, et gravement, s'adressant au médecin : « Savez-vous de
quelle école est ce tableau... là-bas, au-dessus de la
porte?... » Stupéfaction!.. Tableau! — c'est le cas de
le dire — et, devant le silence du médecin qui fait des
signes d'ignorance; Charcot murmure un nom, une
date et il... s'éloigne, gravement, suivi de tout son
service. Je crois que le diagnostic de la malade est
toujours resté en suspens, mais l'Ecole de la peinture
avait été diagnostiquée.

Le Correspondant médical.

✣ ✣ ✣

COUPS D'AIGUILLE

Le célèbre Antoine Petit devait le jour à un tailleur
d'Orléans; et comme il n'était pas aussi bon écrivain
que chirurgien habile, jaloux de ses succès, Bouvard

disait de lui, que *ses phrases étaient mal cousues,
quoique pourtant Petit dût savoir coudre.*

✠ ✠ ✠

LES BOUTADES D'ALPHONSE GUÉRIN

Il était chauve depuis sa jeunesse, mais chauve à
un rare degré. Il savait en rire au besoin.

Un jour qu'il rencontra son ami GÉRÔME, le grand
artiste, il s'avança, se campa devant lui, en indiquant d'un geste bref les cheveux du peintre, qui,
drus et rebelles, avaient de la peine à ne pas envahir
le front... — « Eh quoi ? Monsieur, serait-ce une critique ? »

PIE IX, depuis de longues années, souffrait d'une
affection rebelle des jambes, d'ulcères variqueux,
peut être, que ses médecins ordinaires n'avaient pu
guérir ; Alph. GUÉRIN fut plus heureux. Son malade
lui en marqua une reconnaissance profonde ; il le
couvrit de titres et de croix : « Vous êtes le plus grand
médecin du monde ! » lui dit-il, et Guérin de répondre, d'une voix spirituellement ironique : « Je dois
vous croire, Sa Sainteté n'est-elle pas infaillible ? »
Et un jour que Guérin l'avait ausculté : — « Je me
garderai bien de dire à mes compatriotes que ma tête
s'est appuyée sur votre poitrine : je connais mes Bre-
tons, ils me couperaient les oreilles, pour s'en faire
des reliques ! »

✠ ✠ ✠

MONARQUE, SUJET

Pendant que Louis XV était malade à Metz, un des médecins qui le servaient lui présenta une potion, pour laquelle il montrait beaucoup de répugnance. Le docteur insistait sur la nécessité de la prendre : le prince repoussait toujours le vase. Le médecin, désespéré de cette résistance, lui dit courageusement : « Je le veux ! » Cette expression hardie tira le monarque de l'état de stupeur où il était. Il tourna les yeux vers son médecin avec étonnement, et dit : « Vous le voulez? — Oui, Sire, je le veux, il faut que je sois votre maître aujourd'hui, pour que vous soyez toujours le nôtre. »

✠ ✠ ✠

MÉDECIN, POÈTE ET BIBLIOPHILE

L'auteur de l'*Herbier poétique* et de *Sophocle à l'Odéon*, le docteur Eugène VILLEMIN, aimait les livres, surtout les beaux livres, et ne craignait pas d'y ajouter quelques notes manuscrites, pour en rappeler la provenance. C'est ainsi que, sur un exemplaire des *Erreurs amoureuses*, de Ponthus de Thyard, il rima cette note :

Je suis Ponthus; Nodier l'humoristique
Me posséda ; Turquety vint après.
Au dieu de Rome il chanta le cantique,
J'ai vu sa mort avec deuil et regret.
Puis, Villemin, de l'Herbier poétique,
Chantre inconnu des prés et des forêts,
M'a recueilli dans sa bibliothèque.
Il aimait le Ronsard, le Sénèque,
Le grand Corneille et Molière. Après lui,

Qui que tu sois, lettré, vers qui je tombe,
Rappelle-toi que nos chants de colombe
Font oublier le chemin de la tombe,
Et qu'un vieux livre en écarte l'ennui[1].

✤ ✤ ✤

PLAIDOIRIE EN CHIFFRES

Le docteur Flamand, garde national, ayant manqué à son service le 5 février, adressa l'épître suivante au conseil de discipline :

Mes manquements, Messieurs, ne sont pas très
    com.................................... 1
Aujourd'hui je demande indulgence pour....... 2
Ma mère était malade en la ville de........... 3
Pour partir à l'instant, j'ai fait le diable à...... 4
Vous m'avez, il est vrai, commandé pour le..... 5
Mais auprès d'un malade il faut être pré....... 6
Pour appliquer à temps l'onguent et la lan..... 7
Dieu merci! j'ai vaincu la fièvre et la pit....... 8
J'ai fait à la malade un estomac tout.......... 9
Vous pardonnerez bien mon zèle, cadé........ 10
Et pour un fils vos cœurs ne seront pas de br... 11
Alors je monterai des gardes par............. 12 (aines).

Le conseil de discipline, qui était ce jour-là plus spirituel que de coutume, lui répliqua en ces termes :

Vous fûtes, on le sait, autrefois pour chaque... 1
Un modèle de zèle, et c'est vraiment hi........ 2
Qu'il n'en soit plus ainsi; votre maman de..... 3
N'est qu'un prétexte ici, dont sans vous mettre
    en...................................... 4
Vous auriez dû parler en termes plus suc....... 5

1. *Dédicaces et lettres autographes*, par Clément-Janin, p. 17-18.

En effet, vous vit-on jamais aux exer.......... 6
Aux gardes? Non, sans doute, ainsi votre pla.. 7
Ne peut mettre à néant la citation du.......... 8
A l'hôtel Bazancourt vous irez donc le........ 9
La cour vous y condamne : là vous irez, san.... 10
Méditer à loisir si nous sommes de br......... 11
Et vous y resterez, Monsieur, jusques au....... 12

✠ ✠ ✠

MOT CRUEL, MAIS EN SITUATION

La place de secrétaire perpétuel de l'Académie Royale de Médecine étant devenue vacante par la mort d'Etienne Pariset (3 juillet 1847), Hippolyte Royer-Collard, quoique atteint de paraplégie, Renauldin et cinq autres académiciens se portèrent candidats à cette place. M. Frédéric Dubois (d'Amiens) fut nommé, dans la séance du 24 août 1847. « — Pour moi, dit RENAULDIN, je retombe sur mes jambes ; mais Royer-Collard reste sur son c... » (mettons *séant*).

Ch. RAVEL.

✠ ✠ ✠

RÉPARTIES MACABRES

Homme d'esprit, habile dans son art, MARTINY était quelquefois d'une simplicité étonnante. Un malade, auquel il s'intéressait, et qu'il espérait guérir avec le temps, las de souffrir et de n'éprouver aucun changement sensible dans son état, lui envoya ses honoraires et se mit entre les mains d'un autre docteur, qui fut bien moins heureux. Quelques jours après, Martigny, piqué d'avoir perdu sa confiance, en demanda des nouvelles a un de ses amis : « Hélas, lui répond-t-on, il est mort : j'en reçois nouvelle à l'instant. — « Ah, répliqua-t-il, il est mort ! Cela lui apprendra à changer de médecin. »

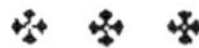

Un jour, se promenant avec quelques amis, il vit passer un équipage très brillant, et demanda à qui il appartenait. On lui nomma le comte de N***. « Eh bien, dit-il, vous voyez cet homme-là qui prodigue son bien : il me doit encore, depuis trois ans, la mort de son père. »

Paris, Versailles et les provinces au XVIIIe siècle.

❖ ❖ ❖

LE CHIRURGIEN ET LE TSAR

Un jour, le chirurgien SEUTIN, le premier qui appliqua les appareils amovo-inamovibles au traitement des fractures, avait obtenu l'insigne et rare honneur d'aborder S. M. l'empereur de Russie. Le czar était aussi fort que grand et gros ; il s'animait, quand la conversation lui plaisait, et alors sa parole grave et brève se compliquait d'une pantomime plus ou moins dangereuse pour son interlocuteur. — Or, tous deux se vantaient à qui mieux mieux, l'un de casser les membres par mille et centaines de mille, selon son bon plaisir, et l'autre promettait de les tous guérir, d'après son procédé : *sûr, prompt et commode*, c'est le refrain.

— Moi, disait Nicolas, je tiens et je contiens l'Europe, comme votre bras... — Sire, s'empressa de répondre le chirurgien, en le retirant tout meurtri de cette impériale étreinte, il ne faut pas que la *contention* aille jusqu'à la *compression*.

Le czar daigna sourire à cet à-propos, qui cachait, sous la frivole apparence d'un jeu de mots, une bonne et utile leçon de politique.

Un autre jour, M. Seutin, flânant dans les rues d'Athènes, rencontre une vieille femme montée sur un âne, dont les pieds (j'entends ceux de la vieille femme) étaient grossièrement garrottés. M. Seutin qui flaire une fracture, comme certain pachyderme subodore les truffes, fait tomber, *coram populo*, toutes ces guenilles du rhabillage, et, en l'absence d'amidon, il improvise son appareil amovo-inamovible, avec un pain réduit en bouillie...

Un autre jour... (permettez, chers lecteurs, nous ne compléterons pas la semaine), notre confrère se fait présenter au roi de Sardaigne. — Approchez, M. Seutin, dit le jeune monarque, je vous connais ; mon médecin m'a parlé de votre habileté, de votre franchise...

— Sire, je n'ai jamais trompé, *surtout* en médecine.

— *Même* en médecine se dirait mieux, ajouta Charles-Emmanuel, dont la longue moustache en croc put à peine dissimuler un rire méphistophélique.

UNE CONSULTATION DE PAJOT

Un client vient consulter le célèbre accoucheur, parce qu'il a trop d'enfants :

—Docteur, que faut-il faire pour ne plus avoir d'enfants?

— A cette question, je ne réponds qu'aux maris dont les femmes sont exposées à mourir en accouchant. Pour eux, la formule est simple : *Manger le poisson sans sauce et jamais de contremarque.*

— *Jamais de contremarque*, je ne comprends pas.

— Cher Monsieur, connaissez-vous ces vers de Boileau :

L'honneur est comme une île escarpée et sans bords,
On n'y peut plus rentrer dès qu'on en est dehors.

— Oui, eh bien ?

— C'est clair. La femme est comme l'honneur... Les vieux maris respectent le texte, les jeunes le modifient et disent :

On n'y *doit* plus rentrer dès qu'on en est dehors.

Voilà mon secret.

Dr BOMMIER.

✠ ✠ ✠

PRÉSENCE D'ESPRIT D'UN DENTISTE

En octobre 1901, un dentiste de la rue des Martyrs, le docteur L.-J. ROUSSEAU, directeur général de l'Ecole dentaire française, se promenait avec sa femme, boulevard de Clichy. Un jeune homme s'approche et arrache des mains de Mme Rousseau le réticule qu'elle tenait, et qui contenait 60 francs. Le voleur s'enfuit avant que le docteur eût pu intervenir, mais il l'avait bien dévisagé.

— Je suis sûr de le reconnaître, dit-il.

Or, par un de ces hasards qui dérangent toutes les combinaisons des plus adroits filous, notre jeune voleur, ayant besoin de se faire plomber une dent, arrive, quelques jours après, chez le dentiste, qui le reconnut et le pria poliment de s'asseoir.

— Il faut, dit le docteur Rousseau, après avoir examiné la mâchoire de son client, que je prenne l'empreinte de votre bouche ; c'est une opération très simple.

Lorsque le jeune filou eut la bouche remplie de plâtre, le dentiste lui dit :

— Maintenant, mon ami, il n'y a plus qu'une petite formalité. Soyez sans appréhension, vous n'allez pas tarder à être délivré... Vous avez volé à ma femme un réticule contenant soixante francs : nous allons nous rendre chez le commissaire de police.

Le voleur, épouvanté, se leva et fit de grands gestes, mais voyant que sa bouche restait impitoyablement ouverte, se résigna à suivre M. Rousseau au commissariat de M. Cornette.

Là, il fit signe qu'il voulait écrire et, sur le papier, fit piteusement l'aveu de son vol, demandant humblement pardon et ajoutant qu'il était prêt à rendre l'argent.

M. Rousseau, le jugeant suffisamment puni, retira sa plainte, et dans le poste même, s'étant fait apporter un marteau et un ciseau à froid, délivra le jeune voleur de son empreinte de plâtre.

✛ ✛ ✛

A CHARGE DE REVANCHE

Un monsieur, fort bien mis, se présente un jour chez le docteur VIDAL, de Cassis, pour subir une petite opération. L'opération faite, le monsieur prend son chapeau et dit au chirurgien stupéfait :

— Docteur, je vous paierais bien, mais ce serait contraire à mes principes, attendu que mon état est de prendre de l'argent et non d'en donner... Je suis voleur.

Maintenant, je vais vous gratifier d'un petit conseil : vous attachez mal la chaîne de votre montre. Tenez, je n'ai qu'à faire ce seul mouvement, et voilà montre et chaîne en ma possession ; tandis que, si vous tournez le crochet dans ce sens, il me faudra faire trois opérations difficiles, dont un faux mouvement peut trahir le succès, sans compter le temps qu'elles exigent.

Le docteur sourit, remercia, et, conduisant son visiteur à la porte :

« A mon tour, monsieur, combien vous dois-je pour la consultation ? »

✛ ✛ ✛

BONNE PLAISANTERIE

SHARP, le chirurgien, ayant été appelé chez un lord, pour une blessure très légère, envoya néanmoins son domestique chez lui en toute hâte, pour y prendre un tonique convenable. Le soi-disant malade, effrayé de cette précipitation, devint pâle, et demanda au chirurgien, avec anxiété, s'il y avait quelque danger dans son cas.

— Oui, monsieur, répondit le chirurgien : si ce garçon ne court pas à toutes jambes, il y a à craindre...

— Quoi donc ?

— Que la blessure ne soit guérie avant qu'il soit de
retour.

✤ ✤ ✤

TRAITS DE BONTÉ ET D'ESPRIT DE MALGAIGNE

... Malgré son penchant à la moquerie et à la satire,
il (MALGAIGNE) n'était nullement agressif ; mais il avait
la riposte rapide et incisive. Il connaissait l'indulgence et, en dépit de toutes les apparences, il recélait
en lui un grand fonds de bonté.

Il me l'a bien prouvé, lorsque j'eus le grand honneur et le plaisir d'être son interne à l'hôpital Beaujon.
en 1859.

Dès mon entrée en fonction, il m'avait signalé les
cas dont il désirait les observations ; je préparais le
concours de la médaille d'or, et je ne respectais guère
la consigne : il y eut des retaads, des retards accumu-
lés, et puis les retards devinrent des omissions ; je
n'entendis aucun reproche, aucune parole de blâme.

Or, voilà que, vers le milieu de l'année, un chirurgien étranger, qui suivait le service, me demande une
note sur un malade guéri, dont il avait quelque peu
dirigé le traitement, avec l'autorisation et sous la
surveillance du chef. Il y avait tout lieu de craindre que
cette note ne devînt le point de départ d'une publi-
cité intéressée ; j'étais bien décidé à ne pas la donner,
mais je ne savais comment motiver mon refus. Je demande conseil au maître. Je n'ai jamais oublié cette
petite scène : nous marchions dans la salle, il s'arrête,

tourne vers moi des yeux pétillants de malice, et avec
un sourire bien narquois pour le coup, mais avec une
exquise bienveillance, il me dit : « Comment! vous
êtes embarrassé pour cette observation: mais c'est
bien simple, faites comme pour moi, promettez-la-
lui. » Ce fut sa seule allusion à mes défaillances d'é-
criture.

On sait comment Gil Blas perdit la faveur de l'archevêque de Grenade; un incident, analogue par le
début, tout contraire par l'issue, me fit gagner, dès
les premiers temps de mon service, l'attention et la
sympathie de MALGAIGNE. Il me parlait un jour de
Bacon, et de son livre sur l'avancement des sciences,
me disant qu'il considérait cet ouvrage comme le premier cri de l'indépendance scientifique contre le
dogme de l'autorité.

Confiant en sa tolérance pour l'objection, je me ha-
sarde à lui dire : « Mais ne pensez-vous pas que, à ce
point de vue, Bacon a eu au moins un précurseur, et
que Paracelse, brûlant, à Bâle, devant ses auditeurs,
les œuvres de Galien et d'Avicenne, a été le véritable
initiateur de la liberté d'examen ? » Il me regarde de
côté avec quelque surprise : « Vous avez raison, dit-
il, mais j'ai surtout envisagé la rénovation par la doc-
trine et la méthode. Il ne faut pas oublier, d'ailleurs,
que si cette précieuse liberté a été étouffée pendant
des siècles, elle n'était pas inconnue de l'antiquité. »

Là dessus il s'arrête ; ce que voyant, je continue :
« Ah ! sans doute, cela est bien certain, puisque Pla-
ton, dans le *Phédon*, donne, par la bouche de Socrate,
ce précepte significatif : « ce n'est pas assez qu'Hip-

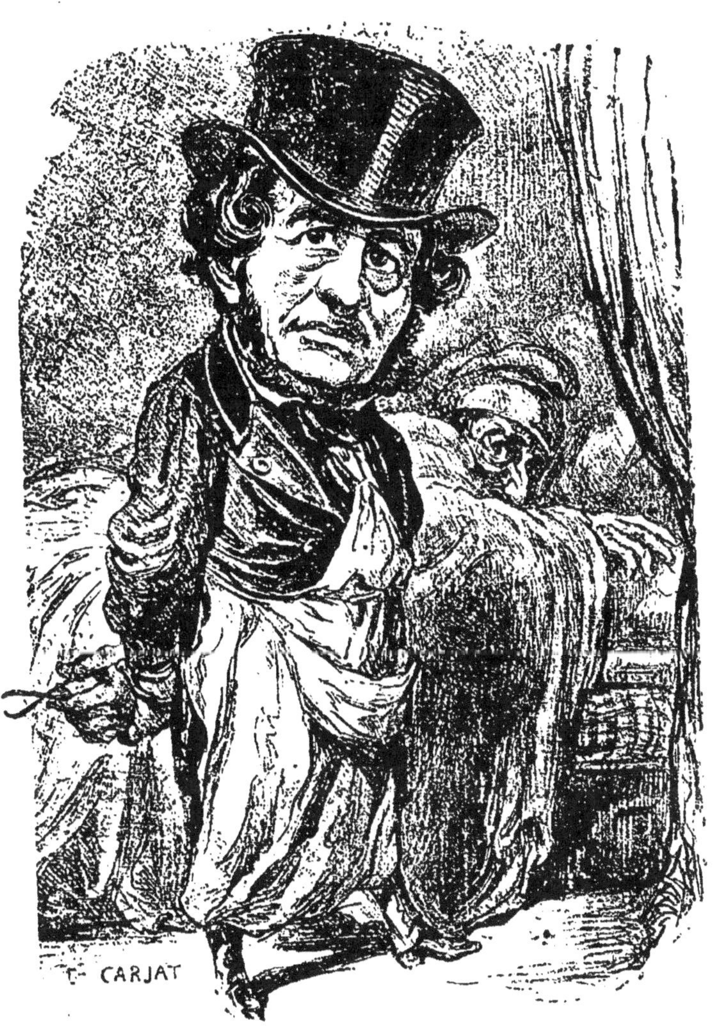

Fig. 6. — MALGAIGNE.

pocrate l'ait dit ; il faut encore examiner si Hippocrate l'a dit avec raison. » Le maître me répond d'un
regard cordialement approbateur, il me prend la main,
et il termine l'entretien par ces paroles, qui ne sont plus
sorties de ma mémoire : « Vous savez donc quelque
chose de ces belles histoires, c'est très bien ; nous en
causerons aussi souvent que possible. »

Nous en avons causé bien des fois, en effet, et ces
causeries sont le charme de mes souvenirs.

S. JACCOUD, *Eloge académique* (1903).

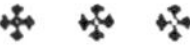

OU EST LE CRANE DE GALL ?

Un Congrès de phrénologie s'est tenu à Londres,
à l'occasion du 138ᵉ anniversaire de la naissance de
Joseph GALL, le créateur de la crânioscopie, autrement
dit, la phrénologie.

A ce propos, bien peu de personnes savent que l'illustre savant, dont les restes reposent au Père-Lachaise, a été inhumé *sans tête*. Si l'on découvrait son
cercueil, on s'apercevrait que la tête véritable a été
remplacée par une tête de plâtre, de dimension ordinaire, qui figurait dans la collection du célèbre phrénologue.

Gall mourut, le 22 août 1828, dans sa maison de
campagne de Montrouge, et son corps fut transporté
rue Saint-Honoré, 327, dans l'appartement que le savant habitait depuis son arrivée à Paris. Gall avait
exprimé la volonté que sa tête, après sa mort, fût
détachée du corps et placée dans la collection qu'il

avait composée de son vivant et qu'il légua à l'Etat.

Ce fut le docteur Vimont qui se chargea de cette pénible opération. Le cerveau pesait exactement deux livres onze onces. Le corps fut embaumé selon l'antique méthode, en présence d'un certain nombre de célébrités médicales et scientifiques de l'époque.

Le monument de Gall au Père-Lachaise, qui fut élevé par souscription, consiste en un sarcophage en pierre, surmonté d'un cippe, supportant le buste en marbre du fameux docteur. Ce buste qui est, paraît-il, d'une ressemblance parfaite, a été exécuté par le statuaire Foyatier, qui avait lui-même moulé la tête de Gall.

L'illustre phrénologue ne laissa aucune descendance. Sa veuve, qu'il avait épousée en secondes noces, se remaria à Lyon avec le docteur Imbert, lequel, à sa mort, légua à un de ses confrères, le docteur Barbier, tous les meubles, livres et manuscrits qui avaient appartenu à Gall.

✠ ✠ ✠

FRÉDÉRIC SE PAYE LA TÊTE DE GALL

Il y avait fête à Postdam; toute la Prusse s'était réunie, et paradait devant le roi Frédéric. Parmi tous ces collets brodés, un homme seul attira les regards du roi et captiva son attention : c'était un grand vieillard, à la figure osseuse, à la tête originale. Frédéric ne le connaissait pas. Il fit appeler le maréchal du palais : « Monsieur le duc, lui dit-il, quel est cet homme en habit noir, qui s'entretient dans l'embrasure de cette fenêtre avec notre docte chancelier ?

— Sire, c'est un médecin célèbre, le docteur Gall. — Gall! Ah! je veux éprouver par moi-même si ce que j'ai entendu dire de lui est exagéré. Allez de notre part l'inviter à venir demain s'asseoir à notre table. »

Le lendemain, sur les six heures, un banquet splendide rassemblait le roi, le docteur et une douzaine de personnes toutes chamarrées de croix et de cordons, mais à l'air singulier et aux gestes ignobles.

— Docteur, dit Frédéric à la fin du repas, veuillez, je vous prie, faire connaître à tous ces messieurs les penchants qu'indique leur système osseux.

Gall se leva, car la prière d'un roi est un ordre, et il se mit à palper la tête de son voisin, grand brun, que l'on traitait de général. Le docteur paraissait embarrassé. — Parlez franchement, ajouta le roi. — Son Excellence doit aimer la chasse et les plaisirs bruyants, il... doit chérir surtout un champ de bataille; ses penchants s'annoncent comme fort belliqueux; le tempérament est très sanguin.

Le roi sourit, le docteur passa à un autre; celui-là était un jeune homme à l'œil vif, à l'air audacieux. — Monsieur, continua Gall, un peu déconcerté, doit exceller dans les exercices gymnastiques; il doit être grand coureur et on ne peut plus adroit à tous les exercices du corps.

— C'est assez, mon cher docteur, interrompit le roi; je vois que l'on ne m'a point trompé sur votre compte; et je vais, moi, mettre au grand jour ce que, par convenance, vous n'avez laissé qu'entrevoir. M. le général, votre voisin, est un assassin condamné aux fers, et votre homme adroit est le premier escroc de toute la Prusse. — Ce disant, Frédéric frappa trois coups sur la table; et, à ce signal, des gardes entrèrent de tous côtés dans la salle : — « Reconduisez ces messieurs à leurs cachots. » Puis, se tournant vers le docteur stupéfait : « C'était une épreuve : vous avez dîné côte à côte avec les premiers bandits de mon royaume!... Tenez, fouillez-vous bien. » Gall obéit. On lui avait enlevé son mouchoir, sa bourse et sa tabatière.

Le lendemain, ces objets lui firent rendus, et le roi voulut y joindre une tabatière ornée de diamants, d'une valeur considérable.

✝ ✝ ✝

A QUOI TIENT LA DESTINÉE

Villemin veut être instituteur : la conscription le fait soldat. Il se résigne; pourtant il n'entend pas rester simple soldat, et, avec l'assentiment de ses chefs, il se présentera au concours d'une école, d'où l'on sort sous-officier; en raison de son instruction, son succès est certain, il va fixer le sort du jeune conscrit. Erreur, la destinée veille, qui ne l'entend pas ainsi.

Au dernier jour, le candidat, en retard, manque la diligence qui doit le conduire au lieu du concours; il la voit à distance, il s'élance pour la rejoindre en une course désespérée, qu'il soutient jusqu'à ce qu'il tombe épuisé sur la route, où l'on vient le relever.

Si frappant est le caractère fatidique de cet événement, éclairé par l'avenir, que là, sur cette même place, la Grèce antique eût certainement fait élever un temple à la plus formidable de ses divinités : dans ce temple, un Phidias eût fait jaillir du marbre un guerrier, défaillant dans la poursuite d'un quadrige aux coursiers trop rapides; plus haut, un disciple d'Esculape, recevant des mains de son maître une couronne apportée par Minerve; et pour ce monument, un Eschyle eût écrit cette épigraphe : « arrêté par le Destin, le soldat ne peut atteindre le char qui doit l'emporter dans la carrière des armes; conduit dans une arène pacifique, il a conquis une gloire impérissable et la reconnaissance des hommes. »

S. Jaccoud, *Eloge académique* (1904).

✛ ✛ ✛

LE LAPIN ET LE SAVANT

Jeannot lapin, l'infortuné,
Au logis d'un savant fut un jour amené.
Ces savants ont une âme dure :
Ils se plaisent dans la torture
De maint animal innocent,
Espérant arracher à la mère nature
Quelque secret au prix du sang.
Donc notre savant détestable
Mit Jeannot lapin sur la table ;
Mais Jeannot lapin résistait,
Secouant sa tête meurtrie,
En des soubresauts de furie,
Comme un démon il s'agitait.
« Indocile animal, stupide créature »,
Dit le professeur irrité,
Pour une méchante piqûre,
C'est bien du bruit en vérité !
Tu fais preuve à mes yeux d'une ignorance extrême ;
Car si je m'occupais de toi,
C'était pour éclairer un merveilleux problème,
C'était pour résoudre une loi
Qui, si tu comprenais, t'éblouirait toi-même...
Je sais que ce raisonnement
Dépasse de beaucoup ton humble sapience ;

Mais laisse-moi tranquillement
Poursuivre mon expérience ;
Je vais près de ton cœur enfoncer mes ciseaux ;
La tentative est délicate :
J'enlève ces deux petits os...
Et c'est fini, foi d'Hippocrate.
Quand le succès n'est pas douteux,
Souffrir un peu, c'est peu de chose ;
Songe que tu soutiens une sublime cause,
Et que notre gloire à tous deux
Sur ton seul courage repose.
N'es-tu pas mieux pourvu que tes aïeux obscurs ?
Pour quelques moments un peu durs,
Pauvres inconnus que nous sommes,
On nous célébrera dans les âges futurs,
Comme les bienfaiteurs des lapins et des hommes.
A ce discours, rempli d'appas,
Le lapin ne répondit pas,
Il se démena de plus belle,
Si bien que, le trouvant à ses projets rebelle,
L'opérateur dut le laisser partir.
Hélas ! Jeannot lapin eut à s'en repentir ;
Car il vécut longtemps, mais il vécut sans gloire :
Un chou fut toute son histoire.
Petit peuple, menu fretin,
C'est pour vous que j'ai fait ce conte ;
Suivez l'exemple du lapin,
Vous y trouverez votre compte.
N'écoutez pas les potentats,
Puissants conducteurs des Etats,
Qui vous rebattent les oreilles
De la gloire et de ses merveilles,
Faisant luire à vos yeux, pour la postérité,
L'espoir d'un vain éclat chèrement mérité.
Gens de peu, gens de rien, ne soyez pas si bêtes ;
Laissez les empereurs faire seuls leurs conquêtes,
Et sachez, restant sourds aux clairons des tyrans,
Que le sang des petits fait la gloire des grands.

Professeur Ch. Richet.

✤ ✤ ✤

SOUVENIR DE MONTPELLIER

A M. le Professeur Grasset.

A l'hôpital, jardin de palmiers et de roses,
Pour vous entendre, il vient jusqu'à des Esquimaux,
Et, comme Palissy penché sur ses émaux,
Vous, vous faites tourner les tables, en vos poses.

Barbe longue et très roux, l'air d'un Jean à Pathmos,
Avec l'œil des voyants et l'art des virtuoses,
Vous déroulez, peignant psychoses et névroses,
Une profusion d'images et de mots.

Passant à votre tour, sous ces illustres voûtes,
Les gloires d'autrefois, vous les égalez toutes,
Rilliet, Pinel, Barthez, et, prenant pour décor

La Méditerranée, azurée et bénie,
Derrière vos gradins et vos lunettes d'or,
Vous semblez ainsi Faust avec un clair génie.

Dr Henri FAUVEL.

✤ ✤ ✤

L'ÉTÉ DE LA SAINT-MARTIN

(Dans l'alcôve).

Eh! qu'as-tu donc, mon cher bonhomme,
Pour venir troubler mon repos?
Tu me parais tendre et dispos
Comme un amour qui tient la pomme.
A quoi penses-tu ce matin?
— C'est l'été de la Saint Martin!

Tu redresses ta tête altière
Comme au temps de nos heureux jours.
Ton cœur murmure des amours
Avec une assurance entière
Qui rappelle un passé lointain...
— C'est l'été de la Saint Martin! —

Je m'abandonne à ton caprice ;
J'écoute tes refrains joyeux ;
Je vais retrouver dans tes yeux
Le trouble et l'ardeur du novice
Et savourer l'ancien festin...
— C'est l'été de la Saint Martin ! —

Mais le désir qui t'émoustille
Promet plus que ce qu'il ne vaut ;
Ton gai soleil n'a qu'un défaut :
Sur ta figure il monte et brille,
Et je ne sens que son déclin...
— C'est l'été de la Saint Martin ! —

Dr A. Larsonneur.

✥ ✥ ✥

SINGULIÈRE PRESCRIPTION CONTRE L'OBÉSITÉ

Le vieux praticien autrichien Gruby, qui menait à la baguette sa clientèle, composée de « tout ce qu'il y a de « chic » à Paris, vit un jour entrer chez lui une grande et honneste dame, rendue impotente par l'exubérance de ses charmes, tant antérieurs que postérieurs. Toute la Faculté y avait passé : le théoricien à l'œil noir y avait perdu ses théories ; le nouveau praticien à la mode, *magister elegantiarum*, en avait été pour ses ordonnances : en dépit de tous, le flot de graisse montait toujours, et on comprend, après ces multiples échecs, que la pauvre dame en eût gros sur le cœur.

Après avoir longuement réfléchi, ausculté, soupesé, Gruby, d'un ton calme mais ferme, prescrivit le traitement suivant :

« Choisir deux belles oranges de Judée, se faire conduire en voiture à l'Arc-de-Triomphe : là, descendre et aller à pied jusqu'à la Bastille en tenant, — condition indispensable ! — dans chaque main une orange. Arrivée à la Bastille, manger les deux oranges ; puis rentrer, pour prendre un repos bien gagné.

« Le lendemain, dans « le simple appareil », faire un fort bouillon avec une tête de veau entière ; remuer soi-même le bouillon, l'écumer. Bref, la malade, du commencement à la fin, devra présider à la cuisson. Amener ledit bouillon à température convenable par addition d'eau et s'en faire un bain, qu'on devra prendre incontinent, sans en exclure la tête de veau.

« Enfin, trois fois par semaine, se fabriquer de la compote de pruneaux et pommes. Cette compote devra être préparée sur grand feu, en remuant le mélange avec soin de gauche à droite. Au cours de toutes ces manœuvres, l'assistance d'une main étrangère est absolument prohibée. »

Vous vous demandez sans doute de qui je me moque, en racontant pareilles sornettes. Vous auriez, me direz-vous, ordonné, en pareil cas, l'exercice, des bains de diverse nature et des laxatifs... certes ! Mais songez qu'il s'agissait d'une grande et honneste Dame, une Reine, à ce qu'on raconte, et elle se serait bien gardée de suivre votre prescription beaucoup trop simple. Réfléchissez, au contraire, à ce qui se cache d'utile, et je dis plus, de profond, sous la fantaisie de Gruby, et vous verrez comme tout s'éclaire. Les deux oranges de Judée dans chaque main, hypnotiseront la malade en cours de route et la rafraîchiront à l'étape. En outre, la dame, se trouvant dans l'impossibilité de relever ses jupes, sa marche d'entraînement ne lui sera que plus profitable. En fabriquant son bouillon à la tête de veau, qu'elle remue constamment, c'est d'abord de l'exercice qu'elle prend, puis un bon bain de vapeur. Après le bain de vapeur, voici le bain gélatineux, toujours grâce à la tête de veau. Quant à la compote, n'est-ce pas le laxatif rêvé, et en la remuant sans cesse, la cliente ne prend-elle pas une suée, autre bain de vapeur?

Le curieux, c'est que la dame, qui avait cependant sa volonté, suivit de point en point l'ordonnance. Une seule chose lui fut pénible, racontait doucement Gruby, c'étaient les yeux de la tête de veau, qui semblaient la fixer dans le bain. Mais le vieil original, bon diable au fond, fit cesser le tête-à-tête. Dès lors, tout marcha à souhait, la dame perdit kilogs sur kilogs, recouvrit sa sveltesse d'antan, et là où la raison avait échoué, la fantaisie réussit.

Tant il est vrai que la façon d'ordonner vaut mieux que ce qu'on ordonne.

J. THUILLIER.

✤ ✤ ✤

RÉCLAME OBSTÉTRICALE

On voit bien que l'Athénée est dirigé par un médecin! Voici comment le docteur Abel DEVAL annonça les dernières représentations d'une pièce plusieurs fois centenaire; la rédaction en est assez neuve, pour être enregistrée dans les annales médico-artistiques.

« L'Enfant du miracle », la comédie-bouffe de MM. GAVAULT et CHARVAY, va arriver à terme, après plus de neuf mois de présence sur l'affiche de l'Athénée. Dans douze jours, le docteur Deval retirera de l'œuf, où il se trouvait si bien, le délicieux « enfant du miracle. »

« L'annonce des douze dernières lui donnera certainement une recrudescence de vitalité, qui rendra l'opération difficile ; mais le docteur Deval, sûr de lui, affirme que, dût-il employer les fers, l'Enfant du miracle n'aura plus que douze représentations irrévocablement. »

Battez, tambours ; sonnez, clairons !...

✤ ✤ ✤

MA MALADIE

Ci-gît, étendu sur son lit,
Un bon vivant, mauvais malade,
Buvant la tisane et l'ennui
Pour expier mainte escapade.
Malgré mon modeste taudis,
Quelqu'un vient, c'est un camarade.
Ah ! pour voir un sincère ami,
Je suis content d'être malade (*bis*).

Mon ami part, l'ennui revient,
Je jure, je bâille et sommeille,
Je rêve creux, je ronfle enfin,
Quand le bonheur frappe et m'éveille...
De Lisette un léger soupir
Fait oublier la limonade,
Et pour goûter ce seul plaisir,
Je suis content d'être malade (*bis*).

Partout on vante la santé,
C'est un chimérique avantage ;
Je suis heureux et visité,
Depuis qu'elle a fui mon étage ;
J'inspire intérêt et pitié,
A la fin, je me persuade
Qu'avec l'Amour et l'Amitié
L'on est content d'être malade (*bis*).

Dr MUNARET, Parnasse médical (1829).

✠ ✠ ✠

ON N'EST JAMAIS TRAHI QUE PAR LES SIENS

Le *Monde illustré* cite, du docteur Bouillaud, un mot bien divertissant, dans la bouche d'un médecin : « Me rencontrant, dit ce dernier, avec Bouillaud, dans un salon ami, je l'entendis causer avec un jeune collégien, près de quitter les bancs, et dont le père était un artiste connu.

Bouillaud s'était informé de la profession à laquelle le jeune collégien se destinait. Et sur la réponse qu'il allait prendre bientôt ses premières inscriptions à la Faculté :

— Prenez garde, dit-il en souriant... Souvent la médecine ne fait pas plus vivre les médecins que les malades. »

✠ ✠ ✠

RÊVE ET RÉALITÉ

Sur la table de bois, simple et mal équarrie,
Un homme, maigre et pâle, en geignant, s'est couché.
Son épais pansement par le pus est taché ;
Depuis trois ans, sa jambe encor n'est pas guérie.

Sur la fistule étroite et que rien n'a tarie,
Le chirurgien, soudain attentif, s'est penché,
Et sa sonde aseptique, en fouillant, a touché
Un point qui, sous l'acier, a crié la carie.

Maintenant le malade dort profondément ;
Lorsque monte, sonore et grave, un ronflement,
Le bistouri fait sur la cuisse un long trait rouge

Et tandis que les chairs craquent sous les ciseaux,
Et que le fémur vole en éclats sous la gouge,
Le malade sourit : il chasse des oiseaux.

Dr F. C.
Bédarrieux (Hérault)

✢ ✢ ✢

RICORDIANA

On a souvent dit qu'il serait possible de réunir les éléments d'un livre piquant, dont la lecture serait capable de dérider les fronts les plus moroses. Ce livre, qui contiendrait toutes les réparties, tous les mots d'esprit de RICORD, en attendant qu'il soit fait, nous allons en écrire, sous le titre de *Ricordiana*, le premier chapitre. On y verra que l'esprit de Ricord coulait à pleins bords, peut-être avec trop de facilité, car, au fond du creuset où il projetait ses saillies, on trouve, mêlé aux paillettes d'or, beaucoup de scories. Mais, à tout prendre, il y a encore une riche cueillette à faire.

Un des collègues de RICORD, chirurgien des hôpitaux pour qui l'heure de la retraite avait depuis longtemps sonné, venait d'être nommé membre de l'Institut : « C'est ridicule, disait-on à Ricord, un pareil invalide sous la coupole ! — Bah ! répondit-il, on se sera trompé de dôme. »

Au moment où une victime de Vénus sortait de son cabinet, Ricord le rappelant : « rendez-moi mon ordon-

nance, il faut que j'y ajoute quelque chose. — Elle
est pourtant bien longue déjà, docteur !

« — Mon ami, vous devez, dans votre cas, vous
estimer heureux que l'on ajoute, au lieu de retrancher. »

A un dîner, au cours d'une discussion politique,
un des convives, prenant Ricord à part :

— Et vous, docteur, quelles sont vos opinions?
Conservateur, sans doute ?

— Conservateur, ce n'est pas tout à fait cela;
homme du centre plutôt.

Dans une autre circonstance, à un repas de corps,
organisé dans la ville de Meaux par les praticiens de
l'endroit, pour fêter Saint-Come, Ricord, invité, ter-
mina son speech par cette exclamation, qui provoqua
l'hilarité générale : « Peuple de Meaux, tous les tiens
vont finir ! »

Le jeu de mots était, au reste, à peu près le seul jeu
qu'il pratiquât. On arrivait parfois à le décider à faire
une partie d'échecs, mais on ne réussit jamais à lui
faire tailler une banque. Malgré les affectueuses ins-
tances de son neveu, le Dr Calvo, il se refusa toujours
avec énergie à s'asseoir devant le tapis vert.

A-t-on tout dit sur les débuts de Ricord? A-t-on
rappelé, par exemple, qu'il avait commencé ses études

médicales à Philadelphie, où il eut pour premier maître le Dr Rousseau, un partisan chaleureux de Broussais, de ce même Broussais qui se montra un adversaire tant acharné de la médication mercurielle?

A-t-on dit que Ricord dut donner des leçons d'anglais, au début de sa carrière, pour pourvoir à son existence? Il connaissait cette langue à merveille, à en croire un de ses biographes, au point qu'on lui doit des traductions fort passables d'ouvrages anglais, qui eurent les honneurs de l'insertion dans le *Magasin encyclopédique* de Férussac, un des recueils les plus estimés de l'époque. L'allemand, par contre, était pour lui langue morte. « Comme je me félicite d'être né Prussien! lui disait un jour un habitant des bords de la Sprée; si l'allemand n'était pas ma langne maternelle, je ne serais jamais parvenu à l'apprendre. » Ricord se consolait facilement de son ignorance de la langue germanique, se contentant de rester Français, et, qui mieux est, Français de Paris. Il riait de tout et de tous, lançant ses flèches barbelées, sans se préoccuper des blessures qu'elles provoquaient.

On sait qu'il se brouilla avec Dupuytren pour n'avoir pu résister à la tentation de lâcher une malicieuse boutade. Dupuytren venait d'achever une leçon sur l'alcoolisme, et, à l'appui de sa démonstration, voulut présenter à ses élèves un sujet en plein accès de *delirium tremens*. — « Je ne le trouve pas *très mince* moi! », lâcha impétueusement Ricord, d'une voix bien timbrée ». — « Il faut opter entre mes leçons et celles d'Odry », (le comique alors en vogue du

Palais-Royal), répliqua Dupuytren, d'un ton bourru.

Ricord se le tint pour dit et, de ce jour, déserta le service de l'illustre chirurgien.

~~~

Un de ses collègues de l'Académie, l'ayant abordé par la phrase banale : Comment vous portez-vous ?

— Ne me demandez pas comment je me porte, mai comment je pisse, lui répondit Ricord, avec un mélancolique sourire.

~~~

Mais c'est surtout dans les dîners, ou les réunions d'amis, que sa verve se donnait libre cours. Les *Propos de table* de Ricord auraient mérité d'être recueillis avec la même religion que les *Propos* de Luther ou de V. Hugo. Nous connaissons un de nos plus malins confrères en journalisme, qui tenta plusieurs fois de sténographier au vol les répliques du plus « mordant des caustiques », comme le désignait Nélaton. Mais Ricord s'apercevait-il qu'on braquait sur lui l'objectif :

— Dites donc, vous, là-bas, clamait-il d'une extrémité à l'autre de la table, les mains sur la nappe !

~~~

Le Dr Baudin — pas celui qui montra comment on meurt pour 25 francs — fut appelé, un jour, auprès d'une jeune actrice fort jolie, atteinte d'une tumeur énorme de l'abdomen, avec ascite. On lui avait imposé Ricord comme consultant. Naturellement, celui-ci conclut à la ponction immédiate. Gémis-
~~~

sements et cris de la malade ; mais le chirurgien,
sans se laisser émouvoir, ponctionne au lieu d'élection.
Le liquide jaillit, et Ricord de remarquer : « Allons !
ma petite, vous voyez bien que ce n'est jamais qu'un
coup d'épée dans l'eau. »

Un jour, ses malades de l'hôpital, qui l'adoraient,
voulurent lui souhaiter sa fête. Le poète de la salle,
— ceci se passait à l'Hôpital du Midi, — débite un
compliment rimé, où il loue le divin Mercure, dont la
puissance guérit les plaies faites par Vénus. Ricord
écoute gravement ; puis, quand l'orateur a fini, il
remercie en ces termes : « Vous avez bien raison de
me fêter comme un père, car je vous aime bien ;
n'êtes-vous pas tous mes enfants, mes enfants gâtés... ? »

Il y a quelques années, à l'époque où l'ambassade
persane était venue nous rendre visite, un pauvre
palefrenier, originaire de ces régions, se présentait
à l'hôpital du Midi, pour se faire traiter par Ricord.

Quand le maître arrive le matin à la visite, il
trouve ses élèves groupés autour du lit de l'étranger,
s'évertuant à deviner la mimique expressive du
malade, dont ils n'avaient pu arriver à comprendre le
langage.

— Laissez-moi faire, dit Ricord aux assistants, il
va bien m'entendre, moi.

Et comment vous y prendrez-vous, cher maître? interrogent les élèves.

— Je lui pousserai des cris *perçants*.

⁓

Autre mot du célèbre spécialiste.

Comme quelqu'un lui demandait s'il avait assisté au banquet des hippophages :

— Ma foi, non! j'ai craint que ce diable de cheval ne me trottât sur l'estomac.

⁓

A la suite d'une escapade avec une demoiselle, à qui Saint-Lazare, si elle y eût passé, n'eût point délivré patente nette, un gros banquier se trouva fort empêché de continuer ses amoureuses campagnes. Il s'adressa à Ricord, qui, après examen de la partie lésée, eut une moue significative : « Ce sera délicat et douloureux ». — « Mon Dieu, docteur, je tâcherai d'être brave ; mais franchement, si vous réussissez, sortirai-je de vos mains *capable* ou *incapable*? » — « Ma foi ! répondit Ricord, vous savez que les opérations de Bourse sont toujours aléatoires; on ne peut répondre ni de la *hausse* ni de la *baisse*. »

⁓

A l'une de ses consultations se présente un vieil officier d'Afrique. Rondement, le vétéran se met en posture d'être examiné. Ricord remarque certaines éraflures fort suspectes. Son client, alors, d'un ton dégagé : « Ne vous creusez pas la cervelle pour en chercher la cause. Je suis cavalier et c'est ma selle qui m'a blessé ».

— Tiens, fait Ricord, vous montez donc en croupe?

Une danseuse de l'Opéra vient le consulter. Elle s'était auparavant adressée à un praticien moins expérimenté, qui, sous couleur de cautérisation, l'avait assez sérieusement brûlée. Elle s'imaginait que Ricord ne remarquerait que les brûlures, et comme elle se croyait guérie, elle voulut le duper, en s'attribuant une aventure survenue à l'une de ses camarades.

« Figurez-vous, monsieur le docteur, lui contait-elle, que c'est un pompier qui m'a ainsi abîmée. Il se promenait dans les dessous avec une grosse lampe à main; en passant sous une costière, il lui vint une idée polissonne : il voulut examiner un tutu de danseuse, et pour mieux voir, leva sa lampe; la flamme fila et mit le feu à mon maillot, car c'était moi qui me trouvais au-dessus de la costière. Instinctivement, je serrai les jambes, la flamme s'éteignit, mais je fus toute brûlée. — C'est étrange, murmura Ricord, qui avait terminé son exploration, je ne savais pas que les lampes des pompiers eussent des verres grossissants ».

Il venait de constater qu'elle était enceinte.

— Tu as donc eu pour clients tous les souverains du monde, lui demandait un de ses amis, pour être décoré de tant d'ordres? — Mais non, répartit le docteur, je t'assure que je n'ai guère soigné de *têtes* couronnées ».

〰

— Monsieur, interrogeait une des célébrités de Mabille, à qui il venait de libeller une ordonnance, mon accident doit-il m'interdire la danse? — Sans doute, répondit Ricord; il faut principalement vous méfier des entrechats.

〰

Pour finir, deux anecdotes qui montrent qu'il avait autant de sang-froid et de tact, que d'esprit.

Un de ses amis, nouvellement marié, l'invite à une soirée. Ricord arrive. Son hôte le prend par la main et le présente à sa femme :

« Monsieur le docteur Ricord ! »

La jeune femme rougit, pâlit; son mari va s'étonner de son émotion étrange. Ricord, d'un ton dégagé : « Je vois, madame, que ma réputation est venue jusqu'à vos oreilles. Mais je puis vous donner ma parole d'honneur que je n'ai jamais eu besoin de soigner monsieur votre mari. » C'était elle qu'il avait eue comme cliente; grâce à la présence d'esprit du docteur, le mari ne s'en douta jamais.

〰

Un autre de ses amis était sur le point de marier sa fille, quand le futur gendre vint soumettre son cas à Ricord. Le mal était fort grave, éminemment contagieux. Comment empêcher le mariage, sans révéler le secret professionnel? Le fiancé, malgré toutes les

objurgations, s'entêtait à vouloir épouser à la date
fixée. Le maître trouva un moyen. Il donna rendez-
vous au malade dans son cabinet, pour un jour et une
heure où il n'avait pas habituellement de consultations.

Or, tandis qu'il l'examinait, la porte s'ouvrit, et le
père de la jeune fille parut... Ricord avait oublié qu'il
lui avait donné rendez-vous à la même heure, le même
jour qu'au fiancé. On devine que le mariage n'éut
pas lieu : et ainsi le médecin avait concilié ses scrupules avec les scrupules de l'ami.

Un joli mot de Ricord à Péan, que nous tenons du
maître lui-même : « Demarquay faisait de la chirurgie ;
vous, vous faites de la bijouterie. »

On sait combien étaient suivis les cours de Ricord à
l'hôpital du Midi : on se pressait en foule dans le jardin,
on grimpait au besoin sur les arbres, sans doute pour
donner raison aux conceptions simiesques de Darwin.

Un jour que le professeur sentait son exorde lui échapper, apercevant une véritable grappe humaine suspendue aux tilleuls, à l'ombre desquels il conversait avec
ses élèves, il s'écria, dans un de ces élans d'improvisa-
tion qui lui étaient familiers : « c'est la première fois,
je l'avoue, que je vois les tilleuls porter des *glands* ! »
Inutile de dire qu'un fou rire secoua l'assemblée.

Très amateur de gaudrioles, il suivait volontiers l'exemple de Boileau, appelant « un chat un chat, et Rolet un fripon ». C'est ainsi qu'entendant un de ses confrères se flatter d'avoir mené à bien une castration : « Mais il ne reste à votre opéré qu'un témoin· et un témoin... *à décharge!* »

Comme le célèbre spécialiste se rendait, un soir, à une fête où il était prié, le domestique qui lui retirait son pardessus, le prenant pour un artiste, grâce à son visage soigneusement rasé comme celui d'un comédien, lui dit :

— Monsieur vient pour la soirée?

— Naturellement.

— Monsieur joue dans la petite pièce?

Comprenant l'erreur du valet :

— Non, mon ami, je ne joue pas ce soir, moi! Je n'interprête jamais qu'une seule et même pièce : *Le jeu de l'amour et du hasard!*

Frédéric FEBVRE, *Journal d'un comédien*[1].

C'est encore Ricord qui, voyant entrer, un jour, dans son cabinet, un vieillard de plus de quatre-vingts ans :

— Et, d'abord, Monsieur, tous mes compliments, dit-il au visiteur.

✢ ✢ ✢

1. Ollendorff, éditeur,

SE NON E VERO...

Le Dr Achille FLAUBERT, grand chirurgien, le frère du romancier, aimait dans ses leçons introduire quelques anecdotes, empruntées à la clientèle privée.

Il faisait une leçon sur la fissure à l'anus... et après avoir établi le diagnostic différentiel de la fissure et de la fistule, indiquait les différents détails du toucher rectal, la nécessité de procéder délicatement, etc. D'où l'histoire suivante : appelé au lit d'une jeune et ravissante actrice, atteinte d'une affection qui nécessitait l'introduction de l'index dans le rectum, il s'en tira, comme toujours, avec les honneurs de la guerre.

— Et maintenant, cher docteur, combien vous dois-je?

— Pour vous, mon enfant, ce sera dix francs.

— Mon cher docteur, vous m'avez fait grand bien et plaisir. En voici vingt : recommencez.

✠ ✠ ✠

PENSÉES ET RÉFLEXIONS DE MÉDECINS

Dans une de ses chroniques du *Temps*, M. Jules Claretie cite un mot de TROUSSEAU, qui suffirait à donner raison à Molière, dans ses plaisanteries contre les médecins.

La médecine n'est pas *une science* dont les résultats sont certains; c'est *un art*, dont les jouissances sont imprévues.

A cette occasion, J. Claretie rappelle une des plus amusantes anecdotes d'Auguste Villemot, cet ancêtre de la chronique parisienne :

« Un homme, victime d'une explosion, est apporté

chez un médecin, littéralement embroché par un morceau de fer. La broche entrait par le ventre, ressor-
tait par le dos. On a vu de cès cas à la fois comiques
et désespérés dans les féeries.

Le docteur tâte le pouls au malade :

— Vous êtes blessé gravement, monsieur, lui dit-
il, car vous avez la fièvre.

— Je sais bien que je suis blessé ; j'ai trois pieds
de fer dans le ventre !

— C'est la première fois que pareille indisposition
vous arrive ? demande le docteur.

— La première fois, oui, monsieur.

— Vous devez être embarrassé pour vous coucher
sur le dos ?

— Très embarrassé.

— Et sur le ventre ?

— Egalement.

— Il vous est certainement plus facile de vous coucher sur le côté ?

— Oui, docteur, un peu plus facile.

— Très bien. Je vois ce que c'est. C'est une broche
qui vous passe à travers le corps. Reste le traitement
à suivre. Deux cas se présentent : ou laisser la broche,
et alors il y a à craindre des accidents inflammatoires
mortels ; ou extraire la broche, et il y a chance pour
que vous ne surviviez pas à l'opération. Votre sort est
entre vos mains, choisissez le mode de traitement.
Quant à la science, elle a ses limites. Mais elle s'intéressera également à celui des deux partis que vous
prendrez. »

J. Claretie a oublié un détail charmant de ce dialogue ; c'est cette question du médecin au client embroché :

— Pareil malaise est-il arrivé déjà à un de vos parents? Je veux dire, est-il héréditaire?

CORVISART disait qu'une première attaque d'apoplexie était une sommation sans frais, autrement dit une menace qui peut être sans effet. Et il ajoutait, que la seconde attaque était une sommation avec frais; la troisième, une sommation avec contrainte.

En médecine, les péchés de *commission* sont mortels, et les péchés *d'omission*, véniels.

TRONCHIN.

Ne prêtez jamais que de petites sommes, car il en est de l'argent comme de l'émétique : administré à grandes doses, on ne le rend pas.

Dr LABORIE.

J'entends dire que les plans du nouvel Hôtel-Dieu sont arrêtés : on veut en faire un hôpital aussi vaste que l'ancien, et là encore, avec cette excellente intention d'éloigner le moins possible le malade de sa famille. — Prenez garde, en cherchant ainsi le bien, de faire, malgré vous-même, un mal irréparable; prenez garde, en voulant abréger aussi le chemin qui le sépare de la mort.

MALGAIGNE.

Un temps viendra où la charpie sera remplacée par des compresses dans toutes les affections chirurgicales.

MALGAIGNE, *Paradoxes de médecine* (1831).

Montrant, un jour, comment se faisait une résection osseuse, l'os ne fut pas coupé mais se brisa : « Voilà, Messieurs, dit Malgaigne, comment fonctionnent les instruments perfectionnés de MM. Charrière ! » Et il poursuivit sans se préoccuper autrement de sa mésaventure.

Max SIMON.

Dans ses cours, Claude Bernard rapporte un mot de l'infatigable Magendie, qui traduit, sous une forme originale et piquante, cette horreur instinctive du grand physiologiste pour tout ce qui tient à l'exercice de la pensée et du raisonnement dans l'évolution des sciences. « Chacun, disait-il un jour, se compare dans sa sphère à quelque chose de plus ou moins grandiose, à Archimède, à Newton, à Galilée, à Descartes, etc. Louis XIV se comparait au soleil. Quant à moi, je suis beaucoup plus humble, je me compare à un chiffonnier : avec mon crochet à la main et ma hotte sur le dos, je parcours le domaine de la science et je ramasse ce que je trouve. »

Magendie est le médecin qui a le moins cru à la médecine. Sur ce chef il eût rendu des points à Molière. Il disait à ses élèves, ardents à traiter et à droguer des malades :

— On voit bien que vous n'avez jamais essayé de ne rien faire. Cette médication réussit quatre-vingt-dix fois sur cent.

Un médecin *praticien* est un médecin qui court la pratique.

FONSSAGRIVES.

Les hystériques mènent le monde.

MONNERET.

La femme a moins de pudeur que l'homme, surtout quand elle est belle.

LASÈGUE.

Quand on m'amène au Dépôt des malheureuses ramassées dans la rue, je regarde leurs genoux : les filles qui ont les genoux sales sont honnêtes ; celles qui ont les genoux propres sont malhonnêtes. C'est mathématique.

LASÉGUE.

L'Esprit dans la Littérature
et l'Histoire

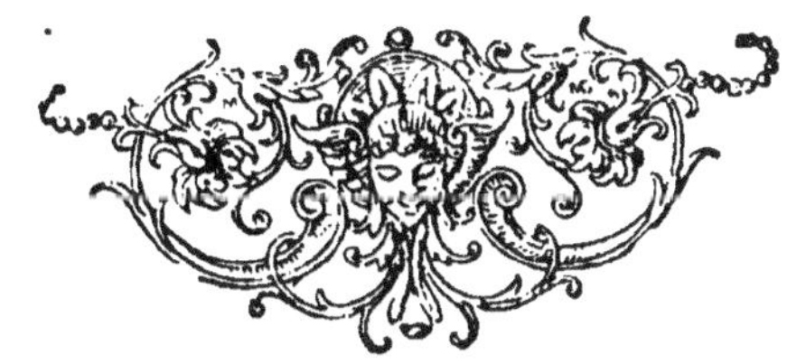

CHAPITRE III

L'Esprit dans la littérature et dans l'histoire.

TRAIT D'AMOUR CONJUGAL

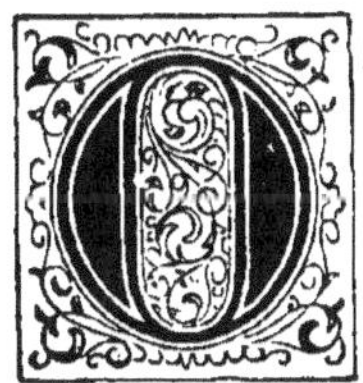N attribue généralement la mort de Jean
Fernel (1558), médecin de Henri II, au
chagrin qu'il éprouva de la perte de
sa femme : il ne lui survécut qu'une
douzaine de jours. Est-ce réellement à
la douleur ou à une simple coïncidence, qu'il faut
attribuer cette fin d'un Roméo sexagénaire? Quoi qu'il
en soit, le sceptique Guy Patin admet la cause pas-
sionnelle et combat ce manque de courage, de la part
d'un médecin. « Je ne sais, dit-il, si une tendresse
qui conduit à la mort, ne tient pas un peu de la faiblesse. Il faut aimer sa femme; mais mourir de ce
qu'elle ne vit plus, certes ce n'est point là un trait de
philosophe ni de médecin. La philosophie inspire du
courage et de la force; la médecine donne à l'âme une
certaine dureté, qui devrait, sinon la rendre insensible
à ces accidents, du moins lui permettre de ne s'en
point laisser abattre! »

✤ ✤ ✤

LE CHAT MALADE

WATTEAU, maladif comme Molière, a eu comme lui la haine des médecins ; le jour même de leur mort, le peintre et le poète se jouaient d'eux, l'un dans le *Malade Imaginaire*, l'autre en terminant ce tableau macabre, où il représente un moribond fuyant devant quatre seringues braquées contre lui (fig. 7), un pied sur un tombeau, au milieu de toute la Faculté.

Nous avions déjà, du même artiste, le *Chat malade* (fig. 8), gravé par Liotard et aggravé de cette épigramme, en guise de légende :

> Tableau de l'humaine folie :
> Iris idolâtre son chat ;
> Le médecin, encor plus fat,
> Croit le rappeler à la vie.
> Je ris, lorsque je vois ce fou de médecin
> Soigner cet animal et perfide et malin.
> S'il n'appliquait qu'aux chats sa science incertaine,
> Quel bonheur pour l'espèce humaine !

✤ ◇ ✤

PROUESSES D'HERCULE

Le 22 décembre 1768.

On parle beaucoup de la taille supérieure et de la vaste corpulence de l'envoyé de MAROC, passant ici pour aller en Hollande. Les talens cachés du fortuné musulman répondent à ce bel extérieur, si l'on en croit le bruit des coulisses et des ruelles. On cite des filles

Quay je fait assassins maudits
Pour m'attirer ainsy vôtre colère?
Ay je en parlant, ay je par des Escrits
Décrié Lancette et Clystère
Bien loin de m'estre revolté
Contre la Loy d'une simple ordonnance
J'ay respecté par pure complaisance
Vôtre homicide Faculté

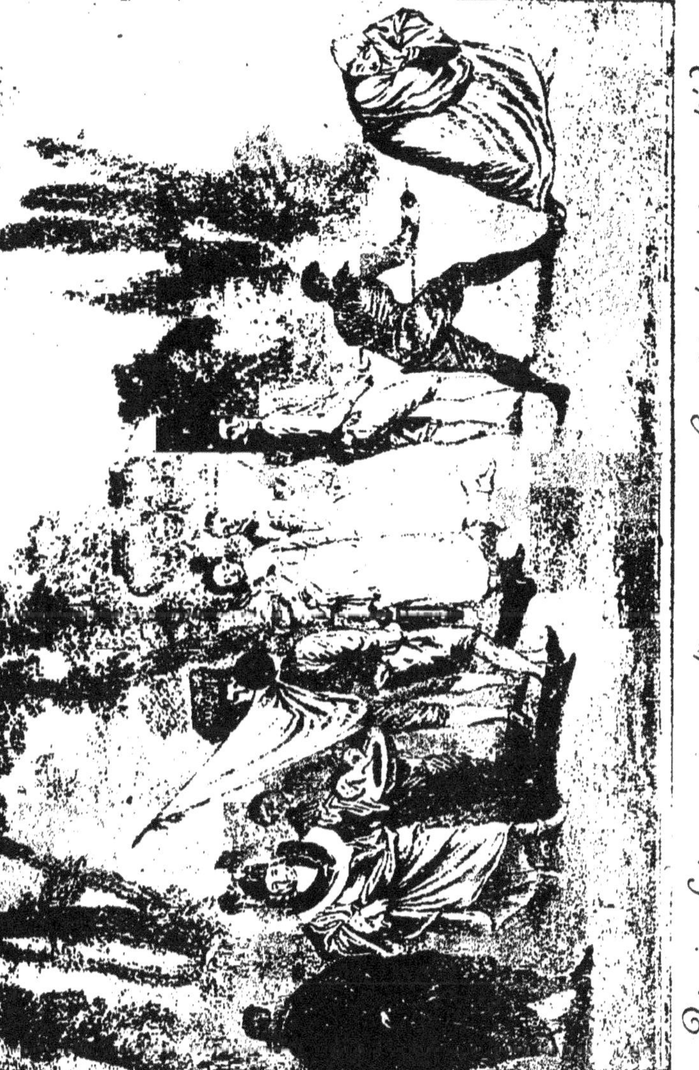

Fig. 7.

qui ont reçu vingt-deux fois dans une nuit les embrassements de ce favori de Mahomet. Une telle renommée
le rend encore plus recommandable dans cette capitale,

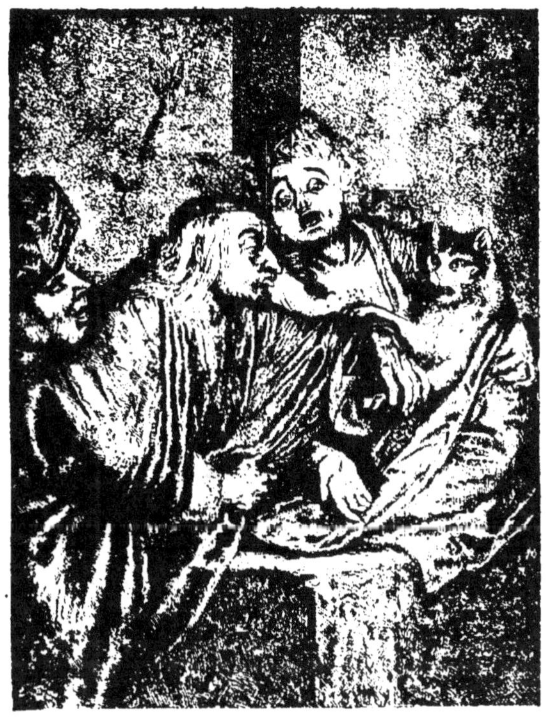

Fig. 8

et les femmes en le voyant ne demandent point :
« Comment peut-on être du Maroc? », mais elles
s'écrient : « Ah! qu'on est heureux d'être du Maroc! »[1].

J. GAY, *Anecd. piquantes.*

1. Voyez la XXXe des *Lettres persanes.*

Le grand protonotaire BARAUD, et aumosnier du roy
François, quand il couchoit avecques les dames de la
cour, du moins il alloit à la douzaine, et au matin il
disoit encore : « Excusez-moi, Madame, si je n'ai
mieux faict, car j'ai pris hier médecine. »

BRANTOME, *Dames galantes (sixième discours).*

❖ ❖ ❖

PRÉJUGÉ RELATIF A L'AVARIE

Une opinion assez accréditée chez les Arabes, c'est
que le rapprochement sexuel avec une négresse suffit
pour faire disparaître tout écoulement blennorra-
gique. M. le Dr Ravier a fait connaître un préjugé
analogue, aussi funeste et aussi absurde, et qui règne
dans le peuple, en France : savoir qu'un homme affecté
de blennorragie s'en guérit, en la communiquant à une
jeune fille impubère !... (Voyez son *Mémoire sur les
mesures de police médicale les plus propres à arrêter
la propagation de la maladie vénérienne, 1836*).

Dr BERTHERAND.

❖ ❖ ❖

UN SAVOUREUX ARRÊT DE PARLEMENT

Le peuple a eu, de tout temps, des préjugés que
son ignorance s'est plu à entretenir.

Allez persuader, par exemple, aux femmes de
Perse restées stériles, qu'elles ne deviendront pas

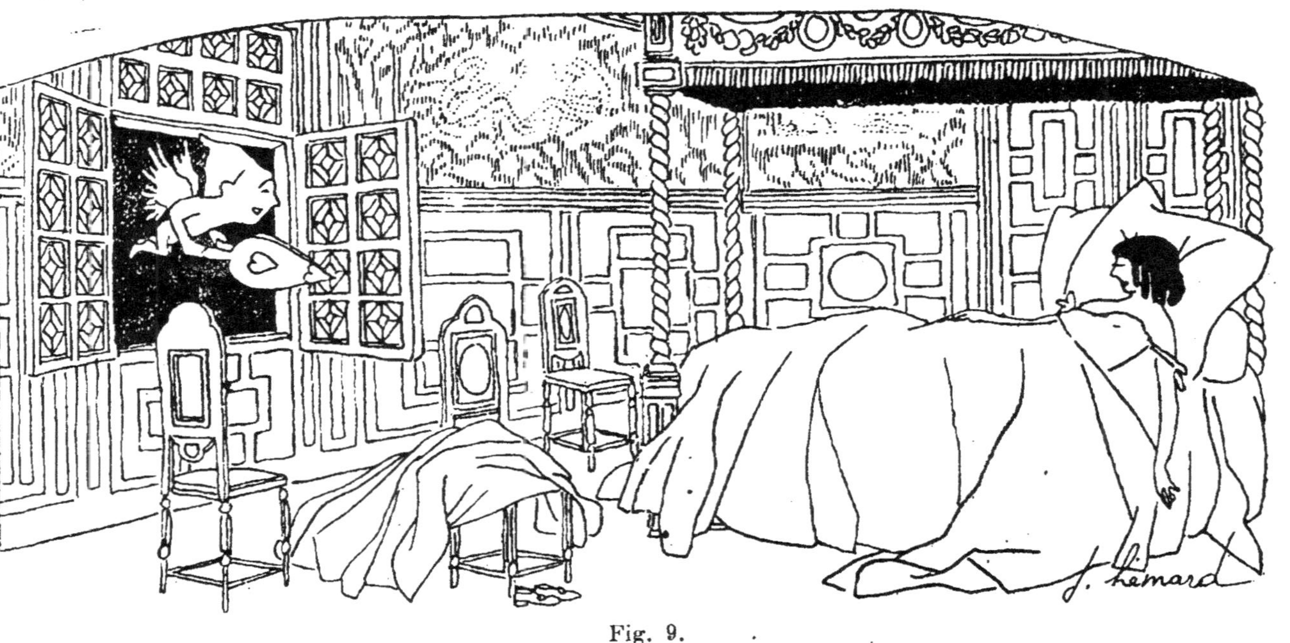

Fig. 9.

(Cliché de *Fantasio*).

fécondes en passant sous un cadavre mâle, vous vous heurteriez à un sourire de scepticisme, qui sera fortement aiguisé de mépris. Elles se montrent plus sensées, en traversant plusieurs fois l'eau dans laquelle se sont baignés peu auparavant un grand nombre d'hommes. Le voyageur Tavernier, qui rapporte le fait, assure qu'elles s'en trouvent bien, et nous ne prétendons point nous inscrire contre.

Nous aurons plus de peine à ajouter foi à ce que nous raconte Virgile, de cavales qui devinrent fécondes sans étalon, en se tournant vers l'Occident et en respirant le vent qui arrive de ce côté.

Mais on sait ce que valent les idées scientifiques de Virgile, bien qu'elles ne soient pas toutes dépourvues de bon sens. D'ailleurs, les poètes n'ont-ils pas le privilège de créer des êtres, comme ils imaginent des fictions, privilège qu'ils partagent avec les dieux?

⁓⁓

Dans le monde de l'Olympe, les conceptions ne sauraient être matérielles comme sur notre ronde planète. Ne sait-on pas qu'Hébé dut sa naissance à des choux et à des laitues, tandis que Junon devint mère de Mars par le seul attouchement d'une fleur que Flore elle-même lui indiqua? Vulcain ne dut-il pas le jour à un coup de vent, et Minerve n'est-elle pas sortie — tout armée — du cerveau de Jupiter, tandis que Bacchus sortait de sa cuisse?

La naissance du fils de Danaé a donné lieu à une légende, qu'on voudra bien nous laisser rapporter : elle sera nouvelle pour ceux qui ne la connaissent pas et elle le paraîtra à ceux qui en auraient perdu le souvenir.

Un ancien oracle avait prédit que le père de Danaé
devait avoir la gorge coupée par son petit-fils. Pour
éviter ce fâcheux accident, le brave papa enferma sa
fille unique dans une tour d'airain, dont aucun être
humain ne pouvait approcher. La belle accoucha
pourtant du grand Persée, qui accomplit l'oracle!
Les poètes ont expliqué la chose par la transformation
de Jupiter en pluie d'or, mais parole de poète n'est
pas, bien s'en faut, parole d'Evangile.

Au surplus, ce sont là récits fabuleux, allégories
mythologiques, et nous sommes fixés sur la créance
qu'il convient de leur accorder.

Ce qui paraîtra plus surprenant que tout ce que
nous venons de conter, c'est qu'il ait pu se trouver
— au xviie siècle — des personnages graves, des magistrats, pour décider, dans un arrêt resté mémorable
qu'à l'instar de Danaé, une femme séparée de son
mari depuis quatre ans, et qui n'avait eu « connaissance d'aucun homme », ait pu mettre au monde un
enfant légitime, dont l'époux devait, sans protester,
endosser la paternité.

Venons au fait.

Dans les premiers mois de 1637, courut à Paris, sous
le manteau, une brochure, sans nom d'imprimeur, qui
portait ce titre :

Arrest notable de la Cour du Parlement de Gre-
noble, donné au profit d'une damoiselle, sur la nais-
sance d'un sien fils, arrivée quatre ans après l'absence
de son mary, et sans avoir eu connaissance d'aucun
homme.

Suivait le texte de l'arrêt, que nous reproduisons
ci-dessous :

Suivant le rapport fait en ladite Cour par plusieurs médecins de Montpellier, d'après femmes matrones et autres personnes de qualité.

Entre Oidiran de Montléon, seigneur de la Foy, et Charles
de Montléon, écuyer de Bourglomont, gentilhomme ordinaire
de la Chambre du roi, appelans et demandeurs, en requête
du 26 octobre, tendant à ce qu'il fût dit que l'enfant duquel
était alors enceinte Magdeleine d'Auvermont, épouse de Jérôme de Montléon, seigneur d'Aiguemère, fût déclaré fils illé-
gitime d'icelui seigneur son mari, et qu'en ce faisant, lesdits
appellans et demandeurs seront déclarés seuls héritiers et
habiles à succéder audit sieur d'Aiguemère, d'une part, et ladite Magdeleine d'Auvermont, intimée et défenderesse,
d'autre part, etc.

Vu les pièces, production et sentence dont est appel...
qu'il y a plus de quatre ans que ledit seigneur d'Aiguemère
n'a connu charnellement ladite dame Magdeleine d'Auvermont, son épouse... ladite dame d'Auvermont... soutenant
qu'encore que véritablement ledit sieur d'Aiguemère n'aye
été de retour d'Allemagne et ne l'aye vu ni connu charnellement depuis quatre ans, néanmoins que la vérité est telle, que,
ladite dame d'Auvermont s'étant imaginé en songe la personne
et l'attouchement dudit sieur d'Aiguemère son mari, elle reçut
les mêmes sentiments de conception et de grossesse qu'elle eût
pu recevoir en sa présence, affirmant, depuis l'absence de son
mari pendant les quatre ans, n'avoir eu aucune compagnie
d'homme et n'en eut pourtant pas laissé de concevoir ledit
Emmanuel, *ce qu'elle croit être advenu par la seule force de*
l'imagination, et, pourtant, demande réparation d'honneur,
avec dépens, dommages et intérêts... *ladite déposante soute-*
nant en outre que tel accident peut arriver aux femmes, et

qu'en elles-mêmes telles choses leur sont avenues, et qu'elles ont conçu des enfants, dont elles sont heureusement accouchées, lesquels provenaient de certaines conjonctions imaginaires avec leurs maris absents, et non de véritable copulation.

Vu l'attestation de Guillemette Jamier, Louise Dartault, Pérette Chaussanes et Marie Laimant, matrones et sages-femmes, contenant leurs avis et raisons sur le fait que dessus et dont est question; vu aussi le certificat et attestation de Denis Sardinez, Pierre Merandez, Jacques Gassié, Jérôme de Revision et Eléonor de Belleval, médecins en l'Université de Montpellier; informations faites à la requête du procureur général.

Tout considéré, la Cour, ayant égard aux affirmations, certificats et attestations desdits femmes et médecins dénommés, a débouté et déboute lesdits de la Foye et Bourglomont de leur requête; ordonne que ledit Emmanuel est et sera déclaré fils légitime, vrai héritier dudit seigneur d'Aiguemère; et, en ce faisant, ladite Cour a condamné lesdits sieurs de la Foye et Bourglomont à tenir ladite d'Auvermont pour femme de bien et d'honneur dont ils lui donneront acte.

Fait au Parlement, le 13 février 1637.

Le président de Montesquieu, l'illustre auteur de *l'Esprit des Lois*, fait, au sujet de cette décision, les réflexions suivantes, écrites *de sa main* sur un exemplaire de *Lucina sine concubitu*, ouvrage de sir John Hill, sous le pseudonyme d'Abraham Jonhson, traduction s. d. (1750), in-12, et qui cite en note, pp. 39 et suiv., le texte entier de l'arrêt en question.

Voilà une pièce curieuse et qui méritait d'être tirée de l'oubli. On suppose que la dame d'Aiguo... fit ce songe une nuit d'été, que sa fenêtre était ouverte, son lit exposé au couchant et... sa couverture en désordre (fig. 9). On ne peut plus douter de la nouvelle découverte, physiquement, métaphysiquement (*sic*), politiquement et juridiquement prouvée.

Quelle consolation pour les femmes éloignées de leurs maris ! Une fille était soupçonnée de galanterie, pour avoir été mère avant l'hymen : quelle calomnie ! Elle avait pris l'air du couchant. Une jeune veuve, accouchée d'un fils un peu trop posthume : c'est cet air qu'elle avait respiré. *Jubilates gentos*, vous allez renaître désormais sans difficultés, sans mariage, au moindre soufffe de vent.

Ce n'est pas qu'il faille abolir absolument l'ancien usage : on peut le laisser subsister, pour l'amusement de quelques femmes bizarres, qui préfèrent peut-être encore les outrages des hommes aux plus tendres égards du zéphir amoureux. Ce que c'est que le préjugé ou la force de l'habitude ! On aura peine à leur persuader qu'un coup de vent puisse leur faire autant de plaisir qu'une caresse vulgaire.

Mais que feront les hommes *sine concubitu* ? Ma foy, le juge n'en dit rien.

***

Qu'importe la raillerie ! Il n'en est pas moins certain que cet arrêt du Parlement de Grenoble a été consigné dans de très sérieux traités de jurisprudence ; que Fournel l'a également introduit dans son *Traité de l'adultère*, où il écrit que le Parlement de Paris, sans attendre qu'une réclamation ou un désaveu lui fussent parvenus de Grenoble, fit détruire tous les exemplaires de la brochure que l'on put rencontrer.

Mathieu Molé était alors à la tête du Parlement de Paris. A la date du 23 mai 1637, il écrivait à son collègue du Parlement de Grenoble, pour le prévenir qu'il courait à Paris une brochure, dans laquelle se trouvait un arrêt attribué audit Parlement, arrêt qui lui a semblé si étrange. qu'il a jugé nécessaire d'avertir ses collègues dauphinois de lui en envoyer une copie authentique, afin de savoir la vérité et, s'il y a lieu, de faire châtier les coupables.

Au même moment, l'avocat général près le Parlement de Grenoble écrivait à Mathieu Molé. Cette lettre est datée du 3 juin. Le procureur de Grenoble disait, entre autres choses :

... Nous nous estonnons tous icy qu'il y ait bien des personnes assés hardies pour donner le nom d'arrest à une imagination... je vous conjure de faire faire une exacte recherche de l'autheur de ceste imposture, pour luy faire souffrir les peynes qu'il mérite. Le nom de l'imprimeur qui manque à l'impresse qui nous a été envoyé, est une preuve suffisante de la calomnie.

Mathieu Molé porta l'affaire devant le Parlement de Paris qui, par arrêt du 16 juin, interdit la publication de la brochure incriminée. Le 13 juillet, les Chambres du Parlement de Grenoble se réunissaient à leur tour, et, adoptant les conclusions de son procureur général, le Parlement rendait une décision, qui, déclarant ledit arrêt, « faux, supposé, calomnieux et injurieux à l'honneur de la Cour, ordonne que la copie imprimée dudict arrest sera remise entre les mains de l'exécuteur de la haulte justice, pour estre par lui biffée et lacérée, et les pièces jettées au feu et bruslées au devant de la grande porte du palais, dans la place publique de Saint-André. »

Les détenteurs des exemplaires, sans doute effrayés par les pénalités édictées par la Cour, durent obéir à ces injonctions, car la brochure originale de 1637 est devenue introuvable.

Ce qui pourra paraître étrange, c'est qu'il n'existe dans les Archives de la Cour de Grenoble aucune trace de cet incident. Pendant longtemps, nul né songea à suspecter l'authenticité du document, reconnu depuis absolument apocryphe. Le mot de l'énigme ne fut révélé qu'en 1840, lors de la publication d'une nouvelle édition des *Historiettes* de Tallemant des Réaux.

La dernière imposture qu'il avait faite, ça été un arrêt du Parlement de Grenoble, par lequel un enfant était déclaré légitime, quoique la mère confessât l'avoir conçu durant l'absence de son mari, et cela par la force de l'imagination, en songeant qu'il habitoit avec elle.

Les noms y étoient, et aussi ceux des médecins et de la sage-femme. Assez de bonnes gens le crurent. C'étoit le vrai style de Grenoble. Le procureur général de Paris écrivit à celui de Grenoble touchant cet arrêt, et ce Parlement-là en donna en outre l'auteur, dont celui-ci se moqua.

Dans les Ecoles de médecine, on agita la question de savoir si la force de l'imagination pouvoit suffire pour faire concevoir.

La farce était, apparemment, bien imaginée, pour que les personnes les plus graves s'y soient laissé prendre, et que magistrats et médecins aient encouru le ridicule d'être mystifiés par un vulgaire imposteur.

✢ ✢ ✢

L'ABLATION DES OVAIRES EST-ELLE UNE CAUSE DE STÉRILITÉ?

Jusqu'ici le fait n'a pas été discuté; cependant il est intéressant à étudier, après le cas que vient de me signaler un chirurgien des hôpitaux de Paris, qui pratique fréquemment cette opération. Il avait fait à une femme une ovariotomie double et avait prévenu sa cliente qu'elle était vouée à une stérilité absolue. Il y a quelques mois, son opérée vint le revoir, lui disant qu'elle pensait être enceinte, et, de fait, elle présentait quelques phénomènes qui, chez une femme normalement constituée, auraient pu passer pour des signes de grossesse. Cependant, sûr de l'opération pratiquée, le chirurgien s'étonna quelque peu des idées de sa cliente et mit les malaises observés sur le compte d'un état nerveux. Quelques mois se passent et la cliente revient. Le doute n'était plus permis, la probabilité avait fait place à la certitude... une grossesse était indubitablement en voie d'évolution.

P. Brouardel, *Le Mariage*.

✤ ✤ ✤

BANDER COMME UN CARME

Les Carmes sont, on le sait, un de nos plus anciens ordres monastiques, puisqu'ils se prévalent de descendre du prophète Élie. Saint Louis, à son retour d'Orient, en ramena un certain nombre en France, pour reconnaître les services signalés qu'ils avaient, dit-on, rendus aux Croisés. Leur dextérité à bander les plaies des blessés leur avait, à cette époque, acquis une si grande renommée, qu'on appliqua, longtemps après, cette habileté spéciale aux bons infirmiers, tout comme on dit : « Chanter comme un rossignol ».

Interm. des cherch. et des cur., 1879.

✤ ✤ ✤

LOGIQUE D'ANTHROPOPHAGE

Le comte d'Estourmel avait entendu raconter à l'évêque de la Nouvelle-Calédonie, qu'un jour il disait à ses néophytes : « C'est une mauvaise chose de manger la chair humaine », un d'eux lui répondit avec un grand sens : « Évêque, ne dites pas que c'est mauvais, car vous n'en savez rien, vous n'en avez pas mangé, dites que c'est défendu, et nous obéirons ; mais il ne faut pas dire que c'est mauvais, car c'est bon ».

✣ ✣ ✣

UN NOM QUI PRÊTE A L'ÉQUIVOQUE

Chacun connaît BAUTRU, qui vécut à la cour de Louis XIII et de Louis XIV. On a retenu plusieurs de ses bons mots, mais voici une chose qu'on connaît moins. Il avait une femme qui, après l'avènement de Mazarin au ministère, ne voulut plus porter le nom de son mari, parce que le cardinal, disait-elle, lui donnait un ridicule en prononçant son nom à l'italienne.

BARRIÈRE, La Cour et la ville.

✣ ✣ ✣

PUDEUR MORTELLE

MARIE DE BOURGOGNE mourut à Bruges, en 1482, d'une chute de cheval qu'elle fit à la chasse. Elle eut la cuisse cassée, et elle aurait pu guérir, si son extrême pudeur lui avait permis de montrer sa blessure aux chirurgiens : c'était pousser le scrupule un peu loin !

✣ ✣ ✣

11

DANSE ET MÉDECINE

Le danseur-mime de l'Opéra, ELIE, qui obtint un si grand succès dans le ballet de *Gustave III*, où il dansait sous deux faces, en marquis et en polichinelle, pensait, comme Vestris, que l'art de tourner sur l'orteil est le premier des arts. Il disait, un soir, dans les coulisses, au docteur Ricord : « Il n'y a rien comme la danse pour entretenir la santé. Si le roi avait le sens commun, il remplacerait toutes vos cliniques par des écoles de danse. » Et de fait, Elie prêcha d'exemple : il est mort à l'âge de quatre-vingt-quatre ans[1].

CH. SÉCHAN.

Un docteur viennois, d'après A. Gottschalk, voulut suivre le conseil d'Elie et donna lieu à un curieux conflit. Le syndicat des professeurs de danse de l'empire d'Autriche poursuivit, avec un zèle que devraient bien imiter d'autres associations, les professeurs de danse qui exerçaient « illégalement » leur art, c'est-à-dire qui professaient sans avoir les titres et diplômes nécessaires pour cet enseignement difficile.

Or, en Bohême, il existait un médecin qui se trouvait dans ce cas litigieux. Il avait bien, dans le temps, obtenu l'autorisation de « suppléer » son père, chorégraphe authentique, officiel et diplômé ; mais voilà que, poussé par la misère des temps, il voulut continuer le professorat de danse, « sans posséder les connaissances professionnelles nécessaires », concur-

_____

1. Gaétan Vestris est mort à 79 ans.

remment avec l'exercice de la médecine. L'Association des professeurs de danse du royaume de Bohême s'émut de cet état de choses, si hautement préjudiciable à la morale publique et à ses intérêts : elle s'adressa à la police et à l'autorité administrative. Mais, après l'insuccès de ses démarches, la question fut portée devant l'ordre des médecins, qui existe en Autriche; le Conseil de l'ordre répondit qu'il connaissait déjà l'affaire ; qu'il avait infligé un blâme au médecin en question, *le métier de professeur de danse étant incompatible avec l'honneur professionnel*, mais qu'au surplus, il se trouvait désarmé. Le différend finit par être porté devant le ministre compétent.

Médecin et maître à danser, Molière n'avait pas prévu celle-là.

✤ ✤ ✤

LA CONSTIPATION, TRAITÉE PAR LA DANSE...
DU VENTRE

Les danseurs de l'Opéra, Elie et Vestris, ont raison : il n'y a rien comme la danse pour entretenir la santé. L'humoriste Gustave Téry en a apporté maints exemples.

Une actrice était constipée. C'était sérieux, c'était même grave. Laxatifs, lavements, rien n'y faisait.

Un jour, le directeur du théâtre s'avise de confier à l'artiste un rôle d'almée, qui l'oblige à mimer la danse du ventre. Elle prend des leçons, se donne beaucoup de mal, et danse si bien que, non seulement elle plaît, mais guérit.

Là-dessus, le docteur qui la soigne fait une communication à l'Académie de médecine. Elle peut se résumer ainsi : « Si vous êtes constipé, apprenez la danse du ventre! »

Vous pensez si les académiciens s'en divertirent. Alphonse

Allais en tira une de ses plus désopilantes fantaisies, et
toutes les revues de fin d'année célébrèrent à l'envi la félicité
des almées, qui, entre autres privilèges, ont le bonheur de
digérer avec une incomparable aisance.

Maintenant qu'on a fini d'en rire, voici qu'un savant, le
docteur Fernet, reprend très gravement la question, et, sans
souci des quolibets, démontre les avantages de la « gymnastique abdomino-rectale, appliquée au traitement de la consti-
pation habituelle ». Et il prouve scientifiquement que, pour
combattre la paresse de l'intestin, rien ne vaut la gymnastique
en général, et la danse en particulier....

✠ ✠ ✠

CALCULEUX RECONNAISSANTS

Le comte de Ségur composa, à la louange de l'habile
lithotomiste Souberbielle, le quatrain suivant :

> Faire le bien est votre unique affaire,
> Sur les gens de ce siècle, en tout vous l'emportez :
> Tandis qu'entre eux, ils se jettent la pierre,
> Vous, Docteur, vous la leur ôtez.

A rapprocher du distique inscrit sur le socle d'une
pendule, dont le sujet représente *Enée portant son
père Anchise*, *ex-dono* d'une ballerine calculeūse,
reconnaissante :

> Admirez de Cusco la cure singulière,
> Il m'a sauvé la vie, en brisant ma carrière.

✠ ✠ ✠

L'OBSTÉTRIQUE A LA COUR

Lorsque le roi leur annonça la nouvelle de la grossesse de la reine Marie de Médicis, les Etats de Béarn

décidèrent qu'on lui enverrait en cadeau une *vache
d'or*, qui serait fabriquée à Pau par des orfèvres de
la ville, Antoine de Belleville et Roger de Gassie.
Cette vache coûta 4.000 écus. L'abbé laïque de Tar-
sacq proposa d'ajouter à ce don celui d'un veau d'or.

B. de Lagrèze, *Henri IV.*

Grotius, dans sa harangue à la reine Anne d'Autriche sur sa grossesse, dit que les dauphins, en faisant des gambades sur l'eau, annoncent la fin des
tempêtes, et que, pour la même raison, le petit Dau-
phin qui remue dans son ventre annonce la fin des
troubles du royaume.

Voltaire, *Corresp. génér.*

La reine d'Angleterre, épouse de Jacques second,
étant accouchée d'une fille en carême, le doyen Ba-
thurst lui adressa à ce sujet des vers où il exprimait
ses regrets de ce que la nouvelle princesse n'était pas
venue au monde en carnaval... « Mais, ô reine, ajouta-
t-il, vous accouchez en carême, pour ne pas avoir le
ventre plein en temps de jeûne. »

On ne saurait allier plus ingénieusement la dévotion à la galanterie.

✜ ✜ ✜

UN TRAIT DE FANATISME RELIGIEUX

La dévotion, dit Mme de Sévigné, était tout de
travers dans l'esprit du Duc de Mazarin. Il voulait

faire arracher les dents à ses filles, dans la crainte qu'elles ne fussent jolies.

M. DE MAZARIN n'était pas positivement fou : il conservait de la gravité, il avait les manières d'un grand seigneur, mais certains côtés de son cerveau avoisinaient le dérangement. Les contemporains le représentent comme un *grand maniaque*, auquel la jalousie et une dévotion ridicule avaient tourné l'esprit. On l'a appelé le Juif-errant de la jalousie : il tenait sa femme, la belle Hortense Mancini, dans un état de mouvement perpétuel, ayant la manie de tout réformer, selon les inspirations d'une stupide bigoterie, faisant mutiler les statues et barbouiller les tableaux du palais MAZARIN, qui lui paraissaient blesser la décence.

H. DUCLOS.

✤ ✤ ✤

LE PROLAPSUS UTÉRIN[1] EST-IL UNE CAUSE DE DIVORCE?

Meyer rapporte un cas curieux, dans lequel un *prolapsus de l'utérus* fut considéré par les tribunaux allemands comme suffisant, pour amener non pas la dissolution du mariage, mais la rupture de projets matrimoniaux très avancés. Voici les faits.

Un jeune homme était sur le point d'épouser une jeune fille; le contrat était signé; mais, entre le moment de la signature et le mariage civil, le fiancé, un peu pressé sans doute, tenta d'accomplir le coït avec

---

1. V. Les *Licences de l'art chrétien*, de Witkowski, nouv. édit., fig. 79, p. 124 : Infirmité de Christine de Suède, qui la faisait passer pour une hermaphrodite.

sa future femme et s'aperçut qu'elle présentait une chute de l'utérus. Il chercha à rompre, mais la famille de la future voulut l'obliger à remplir les engagements du contrat et il fut poursuivi pour tentative de viol.

Les médecins, bien que le prolapsus de l'utérus rendît l'intromission plus difficile, mais non impossible, furent d'avis que c'était là une infirmité pouvant amener chez le conjoint un dégoût suffisant pour empêcher le coït. Les juges admirent cette théorie et, en vertu de l'article 607 du Code prussien, disant que « les infirmités qui inspirent dégoût et répugnance, ou qui empêchent l'accomplissement du devoir conjugal », donnent droit au divorce, délièrent le jeune homme des obligations du contrat, mais le condamnèrent à une forte amende pour défloration.

P. BROUARDEL, *Le Mariage.*

❖ ❖ ❖

CONSEILS HYGIÉNIQUES
DE MADAME, DUCHESSE D'ORLÉANS

Ils furent adressés au jeune roi Louis XV, âgé de douze ans, sur le remède à suivre pour une colique venteuse qui le faisait souffrir :

> Vous, qui dans le mézentère
> Avez des vents impétueux,
> Ils sont dangereux,
> Et, pour vous en défaire,
> Pétez !
> Pétez : vous ne sauriez mieux faire.
> Pétez !

> Trop heureux de vous défaire d'eux,
> A ces malheureux
> Pour donner liberté tout entière,
> Pétez !
> Vous ne sauriez mieux faire,
> Trop heureux ·
> De vous délivrer d'eux.

Recette d'accord avec l'aphorisme du « charlatan » Sidoine Mérindor :

> Ce qui dégage
> Soulage ;
> Ce qui obstrue
> Tue.

✣ ✣ ✣

LA LUTTE POUR LA VIE

Grâce à la création continue d'écoles de médecine à côté — Associations des Dames françaises, des Femmes de France, etc. — et à l'existence de corps d'états accessoires de l'art de guérir, — Ambulanciers, Salutistes, Brancardiers, Infirmiers, Ventouseurs, Masseurs, Somnambules, Herboristes et Pharmaciens, — chacun a la prétention d'en remontrer aux professionnels, et cependant les bienfaits de la Médecine ne s'affirment-ils pas, avec les progrès de la science et de l'hygiène, par la diminution des maladies et de la mortalité ?

Le nombre des médecins s'accroît en raison inverse de celui des malades — il n'y a toujours que trop de chiens autour d'un os — et si cette poussée continue, bientôt on en viendra aux mains, pour se disputer

un client : le *Deux contre un*, d'Ernest d'HERVILLY
(fig. 10, 11, 12), dont on va lire un passage, ne sera
plus hélas! une fiction.

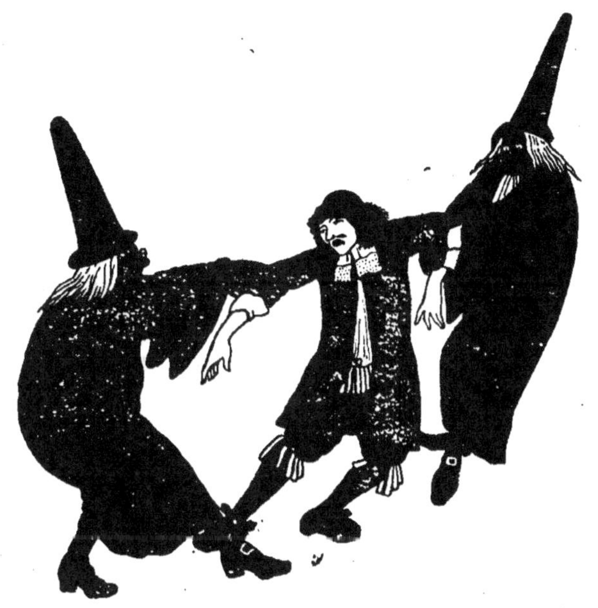

Fig. 10[1].

. . . .
« Misérables! je vais rendre l'âme! » — Alors, preste,
En proférant ces mots, Monsieur Jourdain s'enfuit;
Mais, prompt comme l'autour, chaque docteur le suit,
Et le rattrape, hélas, par les bras de sa veste.
Humérus tire à *dia*, Gaster tire à *hurau*,
Et, pour changé qu'il soit, c'est toujours un supplice;
Dans son ardeur, Gaster est d'Humérus complice.

1. Tirée de *Deux contre un* ou *Les Suites d'une consultation*,
Divertissement Moliéresque et médical. Texte par Ernest d'Hervilly, dessins de Robert Tinant, Ch. Delagrave, édit.

Qui des trois restera, vainqueur, sur le carreau?
— « Lâchez-le! » — « Je le tiens! » — « Lâchez-le! » — « Je
                                          [le garde! »
— « Il est à moi, lâchez! » — « Lâchez, il m'appartient! »
Et chacun, tel un loup fait de l'agneau qu'il tient,
Tire à soi le malade. — « A la garde! à la garde! »
— « Non! nous vous guérirons ou vous direz pourquoi. »
— « Maître Humérus! » — « Jamais! » — « Maître Gaster! »
                                          [— « Qu'il cède! »
— « Mon pauvre habit, ils vont le déchirer! — à l'aide!
« Mais vous m'écartelez? — c'est l'estrapade! — à moi! »

Quand cette scène tragi-comique se réalisera, alors
seulement les malades auront raison de se plaindre
des médecins; mais jusque-là, un simple examen de
conscience leur montrera qu'ils manquent de gratitude.

✤ ✤ ✤

LA COQUETTE

La *Coquette!*... C'est ainsi qu'on désignait, au
xviiie siècle, le catarrhe épidémique qu'on appelle
aujourd'hui *grippe* ou *influenza*. On lui donnait encore,
à cette époque, d'autres noms non moins bizarres et
pittoresques, tels la *Lutine* et la *Carmélite* : autant
de synonymes dont je ne cherche pas à élucider l'étymologie.

Quoi qu'il en soit, la première dénomination donna
lieu, un jour, à une erreur fort plaisante, que je
trouve très bien décrite dans un ouvrage de l'époque
et qui mérite d'être rapportée :

« Un jeune homme de province avait été amoureux,
extrêmement amoureux, d'une femme charmante,
mais qui avait bien au moins autant de coquetterie

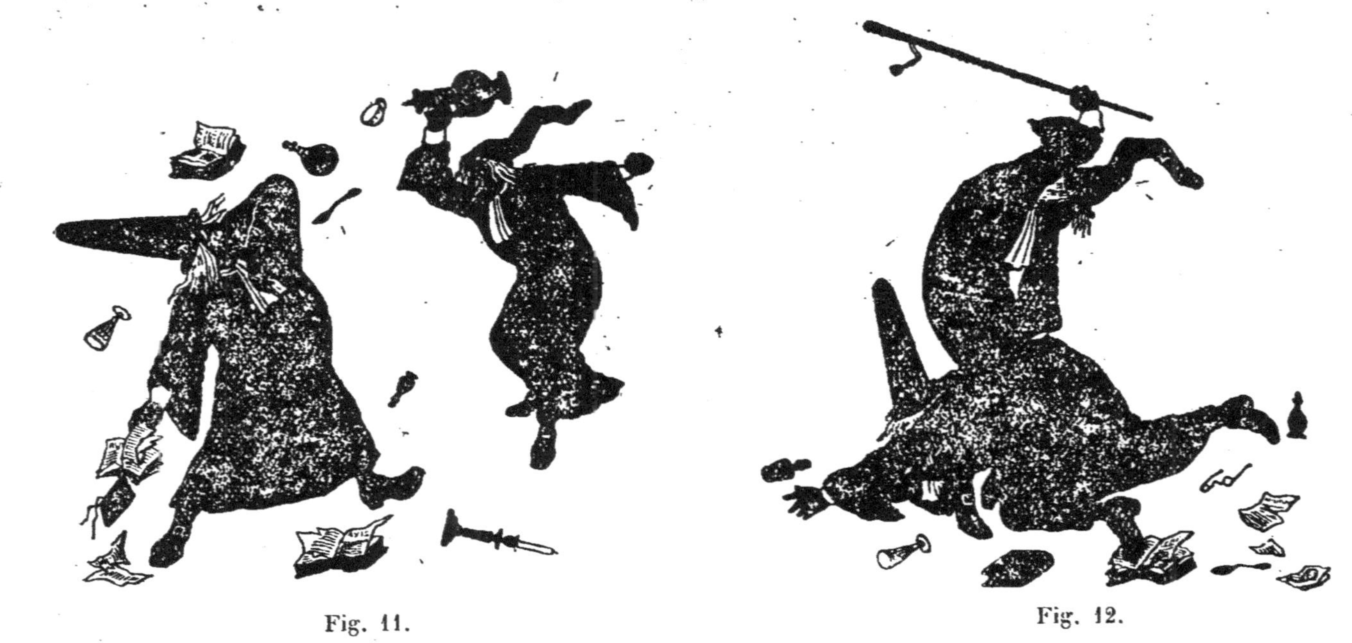

Fig. 11.

Fig. 12.

que de beauté. Enfin, son caractère était si connu dans la petite ville qu'elle habitait, qu'on ne la nommait plus autrement que la Coquette.

« Le jeune homme en était fort jaloux, et l'on sent que l'humeur de sa maîtresse a dû le mettre à de rudes épreuves. Quoique heureux avec elle, il souffrait jour et nuit d'un amour dont il voulait et ne pouvait se guérir. Il voyait moins souvent sa maîtresse ; il essayait d'en dire du mal, il se plaignait toujours ; mais il était toujours amoureux de la Coquette. A la fin, il résolut de recourir au grand spécifique, c'est-à-dire, à la fuite : il est incontestable que c'est le remède le plus souverain, mais il n'est pas facile à prendre ; il le prit cependant ; il s'expatria pour venir à Paris. Il avait prié qu'on ne lui parlât plus de la Coquette ; il n'osait ouvrir aucune lettre, de peur d'y trouver son nom ; il n'osait presque regarder, de peur de la trouver sous ses yeux, tant ce qu'il avait souffert avait laissé dans son âme une profonde terreur. Il était enfin parvenu à y songer un peu moins en approchant de Paris ; il se flattait presque de l'avoir oubliée, lorsqu'en arrivant, il se trouva assez sérieusement malade : il se consolait de cet accident, en songeant qu'il n'aurait plus au moins à souffrir de sa maîtresse. Le lendemain, comme il se plaignait de sa maladie, et qu'il en expliquait les symptômes : — Savez-vous, lui dit-on, ce qui vous rend malade ? c'est la Coquette. — A ce mot, le pauvre garçon se trouva presque mal. — Ah, bon Dieu ! s'écria-t-il, le croyez-vous ? Je suis donc bien malheureux ! Quoi, c'est encore elle ! je ne pourrai donc jamais lui échapper ; c'est donc en vain que j'aurai quitté mon pays pour la fuir. — Comment, lui dit-on, vous avez quitté votre pays pour la fuir ! mais elle est à Paris. — Ciel ! reprit le malade, que m'apprenez-vous ! elle est à Paris ? — Assurément. — Et où, s'il vous plaît ? — Parbleu, partout. — Oh ! oui, je le crois, elle est toujours partout. Ah ! je vois bien qu'il me faudra mourir. — Alors on se prit à le rassurer, en lui disant qu'on n'en mourait pas. L'imbroglio dura quelque temps encore ; mais un mot lâché le fit cesser : on s'aperçut que l'un parlait d'un rhume, et l'autre d'une maîtresse... »

Dr Max BILLARD.

✧ ✧ ✧

LA FACULTÉ DE SIGUENZA

Sigüenza paraît avoir été autrefois une de ces petites villes vouées aux plaisanteries et tournées en ridicule par les auteurs, comme aujourd'hui, chez nous, Carpentras, Pont-à-Mousson ou Quimper-Corentin. Cervantes nous dépeint le curé d'Argamasilla, qui condamna au feu les romans de chevalerie de l'ingénieux hidalgo de la Manche, comme un homme docte et gradué à Sigüenza. On pourrait croire, d'après ce passage, que l'Université de Sigüenza était purement imaginaire ; il n'en est rien, et sa fondation remonte, assure-t-on, à l'année 1441. Elle existait même encore vers la fin du siècle dernier, si nous en croyons un voyageur du nom de Vago Italiano (le père Caimo), qui assista à une thèse publique et d'anatomie, dans laquelle on agita la question de savoir : « de quelle utilité ou de quel préjudice serait à l'homme d'avoir un doigt de plus ou un doigt de moins?.. »

Le Tour du Monde, 1872.

✛ ✛ ✛

ERREUR DE DIAGNOSTIC

M. de Clugny avait été employé dans des grandes places à Saint-Domingue, avant que d'être contrôleur-général des finances. En revenant d'Amérique, il se trouva fort incommodé dans le vaisseau, et le médecin qui l'examina, ayant déclaré qu'il avait tous les symptômes de la peste, il fut décidé qu'il serait sacrifié et jeté à la mer. M. de Clugny, instruit de cet arrêt, demanda un sursis de deux heures, qui lui fut aisément accordé. Ce temps expiré, l'aumônier et le médecin entrent dans sa chambre, et le trouve ivre mort, étendu à côté d'un grand pot d'eau-de-vie, qu'il avait entièrement vidé. On l'examine de nouveau, et l'on trouve sur son corps une quantité de pustules, qui ne ressemblaient point à la peste, mais annonçaient l'éruption de la petite vérole, dont il se tira parfaitement. Il est mort en 1776, et l'on a fait la singulière remarque, que c'est le premier exemple d'un contrôleur-général mort dans cette place, depuis le célèbre Colbert.

Paris, Versailles, etc., au xviiie *siècle.*

✛ ✛ ✛

PLUS FORT QU'HARPAGON

Racontar du poète satirique Caïus Lucilius (180-103).

L'avare Hermocrate, mourant, s'inscrivit sur son testament pour hériter de tous ses biens. Dans son lit, il calcula ce qu'il aurait à donner au médecin pour honoraires en revenant à la santé, et ce que, malade, il dépensait. Or, il trouva qu'il aurait une drachme de plus à payer après sa guérison : « Mieux vaut mourir », dit-il, et il expira. On l'exposa, n'ayant rien de plus qu'une obole[1]; mais ses héritiers, avec quelle joie ils se partagèrent ses dépouilles !...

✢ ✢ ✢

REMÈDE HÉROIQUE CONTRE LE MAL DE DENTS

Rappelons, sans la recommander, la recette singulière à laquelle HENRI IV eut recours, bien malgré lui, pour se débarrasser d'une rage de dents.

Pierre de l'Estoile raconte ainsi l'événement et l'accident où le Vert-Galant faillit se noyer dans la Seine, près de Neuilly, le 9 juin 1603 :

« Ce jour, le roi et la reine, passant au bac, faillirent à être noyés, principalement la reine, qui but plus qu'on ne voulait, et sans un valet de pied et un gentilhomme nommé Lachataigneraie, qui la prit par les cheveux, s'étant jeté à corps perdu dans l'eau pour l'en retirer, courut fortune inévitable de la vie. Cet accident guérit le roi d'un grand mal de dents qu'il avait, dont le danger étant passé, il s'en gaussa, disant que jamais il n'y avait trouvé meilleure recette; au reste, qu'ils avaient mangé trop de salé au dîner, et qu'on les avait voulu faire boire après. »

✢ ✢ ✢

1. L'obole pour Charon.

RELEVAILLES FUNÈBRES

Marcellin Pellet, dans *Naples contemporaine*, donne des extraits expurgés du recueil italien connu sous le nom de *Manuscrits de Coronna* : c'est, sous forme de *successi*, le tableau des scandales de la société Napolitaine du xv⁰ au xvii⁰ siècle.

En 1501, une des beautés de Naples, Vittoria della Solfa, recevait ses visites de relevailles. Dans la chambre se trouvaient, avec le beau-père de l'accouchée, Jean del Tufo, vieillard à la barbe blanche, quelques familiers de la maison, notamment Gaspard d'Aquin, le plus obèse, et F. Carafa, le plus têtu des gentilshommes de la ville. Don Rodrigue de Séville entra, et alla se mettre à genoux devant le nouveau-né, dont il baisa les langes en disant : « Je suis ici dans la sainte Crèche. Voici le bœuf (il montrait Gaspard d'Aquin) : voici l'âne (il désignait Carafa); et voici saint Joseph (il indiquait Jean del Tufo, appuyé sur une longue canne) : le bâton est, en Italie, l'accessoire obligé du mari de la Vierge. Carafa entendait peu la plaisanterie : le soir même, Don Rodrigue de Séville était assassiné.

BILLETS DE CONFESSION

Mgr Ange-Antoine Scotti est l'auteur du *Médecin chrétien*, que Mgr B. Grassiat a traduit en français, sur le texte de la première édition de Naples, 1821. Cet ouvrage était destiné et offert aux étudiants en médecine et aux curés, comme « un antidote contre les enseignements pestilentiels, dont regorgent aujour-d'hui les écoles et les bibliothèques officielles ».

Voici le passage qui concerne l'échange des ordonnances contre des billets de confession :

« Le pape Innocent III (1198-1216) défendit par décret à tout médecin d'entreprendre la cure d'un malade quelconque, si ce dernier ne commençait par se confesser. Pie V (1566-1572) ajouta que, si le malade se refusait à l'accomplissement de ce précepte, le médecin devait l'abandonner après trois jours. Il exigea, en outre, qu'avant de recevoir le diplôme de docteur, les médecins s'engageassent par serment à remplir ce devoir. Bien plus, il a été ordonné à toute Ecole de médecine conférant ce grade, d'exiger le même serment.

« Un grand nombre de conciles ont renouvelé ces sages prescriptions. Par ces mesures toute maternelles (*sic*), l'Eglise empêche, autant qu'elle peut, ses enfants de sortir de ce monde sans être munis des sacrements. Elle saisit l'occasion de la maladie, dans laquelle l'homme se rappelle plus facilement ses devoirs, pour le réconcilier avec Dieu, et, du même coup, elle pourvoît en même temps au salut de l'âme et du corps[1].

Cette singulière façon de comprendre la charité chrétienne, en criant à un moribond, le poing sur la gorge : « la Confession ou la Mort ! » reçut l'approbation de Louis XIV. A l'instigation des trois ana-

---

1. Ajoutons qu'il était interdit, sous peine d'excommunication, de prendre un médecin juif, eût-on la plus grande confiance en lui : première condition dans le choix d'un médecin. Par une curieuse ironie du sort, le cardinal de Richelieu avait un chirurgien du nom de Juif.

baptistes de son entourage — la Maintenon, le Père Le Tellier et Louvois — le grand roi, se montrant plus papiste que le pape, rendit une ordonnance qui, au lieu de trois jours de délai, n'en accordait plus que deux aux malades pour se confesser.

Au règne suivant, nouvelles ordonnances confirmatives de cet abus de pouvoir : elles étaient bien dignes du dévot ministre du Bien-Aimé, le duc de Bourbon, qui se permettait une maîtresse, la marquise de Prie, sans doute en raison de son nom orthodoxe :

> Le ciel défend, de vrai, certains contentements,
> Mais on trouve avec lui des accommodements.

« Ce saint homme, voleur et libertin, écrit Alfred Franklin[1], voulut être en même temps le zélé protecteur de l'Église et des mœurs. Sous son ministère, les persécutions religieuses recommencèrent dans toute la France et les protestants en furent presque réduits à regretter le règne de Louis XIV. »

Bien entendu, dans l'un et l'autre cas, les médecins n'hésitèrent pas un seul instant à éluder ces ordonnances, élaborées par une courtisane renégate et un fourbe dépravé.

✣ ✣ ✣

PASQUINADES ROMAINES

SUR LE MÉDECIN CURTIUS

Curtius occidit Clementem, Curtius auro
Donandus, per quem publica parta salus.

1. *La Vie privée d'autrefois.*

Curtius à tué Clément VII ; il faudrait couvrir d'or Curtius, l'auteur du salut public.

SUR PAUL III[1]

Roma qui Medicis malè sana immitibus usa,
Nunc diram infelix incidit in Phrenesim.

Rome s'était assez mal trouvée de ses deux cruels médecins (*Medicis*) ; voilà qu'elle tombe maintenant dans une *frénésie* (*Farnésie*), pire encore.

DIALOGUE ENTRE PASQUIN ET MARFORIO

Où il est démontré que les docteurs montaient des mules, dans la première moitié du xvie siècle.

MARFORIO. — ... Puisque tu es voisin du marché de *Campo di Fiore*, prie un maquignon de tes amis de m'aider à acheter une mule ou un petit mulet, pour chevaucher comme un docteur.

PASQUIN. — Ne vas pas t'empêtrer de mules, car elles sont chères. Le Saint-Père vient d'en acheter une[2], qui lui coûte trois cent mille écus. Encore rue-t-elle assez souvent, parce qu'elle n'a pas un cavalier très bon, et il est assez difficile de la monter. »

✠ ✠ ✠

1. Cardinal Farnèse, élu en 1534.
2. Marguerite d'Autriche, fille naturelle de Charles-Quint, mariée à Octavio, âgé de quinze ans et neveu de Paul III, à laquelle Pasquin décocha cette épigramme superpimentée :

A LA DUCHESSE DE FLORENCE

O tu quæ nimium juveni malè juncta marito es,
Quid facis in solo nocte silente thoro ?
Ut reor ipse doles quod sit tua messis in herbâ...
Et cruciat mentem mentula parva tuàm.

SPÉCIALISTES DU PARADIS[1]

S'adresser :

A saint AGAPET, pour les coliques venteuses ;

A saint AIGNAN, pour la teigne ;

A saint AIGUEBAUT, pour la frigidité en amour ;

A saint ATOURNI, pour les étourdissements ;

A saint BONIFACE, pour la maigreur ;

A saint CLAIR, sainte CLAIRE, sainte FLAMINIE, de Clermont, ou sainte LUCE, pour les maux d'yeux ;

A saint CLAUDE, pour la claudication ;

A saint Cloud, pour les boutons à la peau ;

A saint ETANCHE ou saint FIACRE, pour les hémorroïdes ;

A saint EUTROPE, pour l'hydropisie ;

A saint FORT, pour les faiblesses ;

A saint FRANÇOIS de SALES, pour les chancres et les ulcères ;

A saint GENOU, pour la goutte ;

A saint JOB, pour la gale et la vérole ;

A saint LABRE, pour la lèpre ;

A saint LÉGER, pour l'embonpoint excessif ;

A saint LOUP, pour le mal aux jambes ;

1. Extraits du *Vrai médecin des Pauvres* (Librairie populaire des villes et des campagnes, 18 p., 1848).

Epigraphe du livre :

Laissez rire
Et soyez chrétiens ;
Au rieur adviendra le pire,
A vous seul adviendra le bien.

Christus regnat, Christus imperat, Christus vincit.
J.-C. règne, J.-C. ordonne, J.-C. triomphe.

Ayez, jeunes ou vieux,
Toujours confiance en Dieu.

A saint MAMMARD, pour le mal aux mamelles;

A saint MEIN, pour la gale aux mains;

A saint MARCOUL, pour les écrouelles;

A saint OUEN, pour la surdité;

A saint PATERNE, pour la stérilité[1];

A sainte APOLLINE, pour le mal de dents;

A saint BONAVENTURE, pour les panaris (ou mal d'aventure).

✦ ✦ ✦

QUELQUES ORDONNANCES PIEUSES

Recette contre le mal de dents (également efficace dans les cas de céphalalgie).

1° Avoir la foi;

2° Réciter la prière suivante (en prose rimée, pour aider la mémoire) :

> Sainte Apolline,
> La divine,
> Assise au pied d'un arbre,
> Sur une pierre de marbre,
> Jésus notre sauveur
> Passant là par bonheur,
> Lui dit : « Apolline,
> « Qui te chagrine ?
> « Je suis ici, maître divin,
> « Pour douleur et non pour chagrin;
> « J'y suis pour mon chef, pour mon sang,
> « Pour mon grand mal de dent. »
> « Apolline, tu as la foi;
> « Par ma grâce, retourne-toi.
> « Si c'est une goutte de sang, elle cherrà,
> « Si c'est un ver, il mourra. »

1. A pris la succession des saints Guignolet et Greluchon.

3º Réciter ensuite cinq *Pater* et cinq *Ave*, en mémoire des cinq plaies de notre Sauveur, et faire à chaque fois, avec le doigt, un signe de croix sur la joue qui correspond au mal ou sur l'endroit de la tête qui est affligé.

N. B. — On a obtenu de bons effets de ce traitement, même pour le mal d'oreille.

Le remède contre les panaris n'est pas moins simple :

Après avoir plongé le doigt *dans l'eau bouillante*, couvrez-le d'un linge que vous aurez fait toucher à une relique de saint, et dites :

> « Qui bout, qui bat, qui cuit sous cette peau,
> M'ôte sommeil et repos.
> C'est un germe venu de Satan
> Qui me cause un si grand tourment ;
> J'ai croyance et mon âme est pure ;
> Soulagez-moi, saint Bonaventure. »

On récitera cette prière jusqu'à ce que guérison s'en suive.

AVIS AUX MAL MARIÉS

Si monsieur est empêché, que madame récite avec lui la petite oraison qui suit :

Seigneur Jésus-Christ, fils du Dieu vivant et de la bienheureuse Vierge Marie, miraculeusement fondée par l'opération du Saint-Esprit, verbe Dieu et chair, nous implorons votre miséricorde, afin que vous nous délivriez de tout empêchement et maléfice du démon, et nous donniez faculté d'engendrer, concevoir et nourrir des enfants pour la vie éternelle.

Au nom du Père, et du Fils et du Saint-Esprit. Ainsi soit-il.

On continuera ainsi :

Montrez-vous, richesse de Jacob ; communiquez-nous la vertu d'Abraham et de Sara sa chaste épouse, et nous vous conduirons Isaac sur la montagne. *Amen.*

Dire cette prière matin et soir.

Et l'auteur de l'ordonnance ajoute une prescription, qui, dans le cas, pourrait sembler une mauvaise plaisanterie :

S'abstenir du devoir conjugal pendant cinquante jours.

Le paradis fait, d'ailleurs, aussi concurrence à Alfort : si votre cheval a la colique, inutile de courir chez le vétérinaire, touchez de la main le ventre du quadrupède ; dans cette position, invoquez saint Georges, patron des cavaliers, et saint Eloi, qui, paraît-il, ferrait les chevaux du grand roi Dagobert.

PRIÈRE

Prière destinée à être attachée à la porte de sa maison et que l'on récite pour obtenir de Dieu d'être préservé du choléra et de tout autre malheur.

Sainte Marie, Vierge, Mère de Dieu, qui avez été conçue sans péché, je vous choisis aujourd'hui pour Dame et Maîtresse de cette maison ; je vous prie, par votre Immaculée Conception, de la préserver de la peste, du choléra, du feu, de l'eau, du tonnerre, de la tempête, des tremblements de terre, des voleurs, des schismes, de l'hérésie et de la mort subite. Bénissez et protégez, ô Vierge Sainte, toutes les personnes qui y demeurent ; obtenez-leur grâce d'éviter tous péchés et d'être préservées de tout autre malheur ou accident.

Et le Verbe s'est fait chair et il a habité parmi nous. Loué et adoré soit à jamais le Très Saint et Adorable Sacrement. Seigneur, j'ai mis en vous mon espérance, jamais je ne serai confondu. Bénie soit la Sainte et Immaculée Conception de la Bienheureuse Vierge Marie. O Marie! conçue sans péché, priez pour nous qui avons recours à Vous. O saint Joseph! chaste Époux de Marie Immaculée, et notre Bon et Bien-Aimé Père, par les mérites de vos sept douleurs et de vos sept allégresses, venez à notre secours, maintenant et à l'heure de notre mort. Ainsi soit-il. Saints Anges et Archanges, saint Michel, saint Raphaël et tous nos bons Anges Gardiens, défendez-nous, gardez-nous, priez pour nous et bénissez nous. O glorieux saint Roch! nous vous en prions, intercédez en notre faveur auprès de la miséricorde divine, afin que nous soyons tous préservés du choléra, de la peste, et de la mort subite[1].

JÉSUS COMPARÉ A UN MÉDECIN

En 1417, Vincent FERRIER, dominicain, vint prêcher en Bourgogne. Nous citerons un passage d'un de ses sermons, appropriés aux mœurs du temps, celui du premier jeudi de carême, sur la guérison du domestique du Centenier. Tout y est présenté sous l'allégorie de la médecine.

« Il est descendu du Paradis, ce céleste médecin

---

1. Extr. du *Progrès médical.*

(Jésus-Christ), pour rendre aux pécheurs la santé de l'âme. Cette matière est bien subtile, c'est pourquoi j'emprunterai l'image du médecin ordinaire. Il emploie sept moyens dans les guérisons corporelles :

1º l'inspection du visage, *facies ejus inspicitur*; 2º il tâte le pouls, *pulsus tangitur*; 3º il examine les urines, *urina attenditur*; 4º il prescrit la diète, *diæta prescribitur*; 5º il humecte par des sirops, *siropus immititur*; 6º il donne des purgatifs, *purgatio tribuitur*; 7º enfin, il lui fait prendre une bonne nourriture, *refectio conceditur...* »

De ces moyens, traités d'une manière assez originale, le troisième est le plus singulier, c'est celui des urines : « *Confessio*, dit le saint prédicateur, *est sicut urinale, in quo urinæ peccatoris ab interiori existent, ostenditur confessori, et ibi infirmitates animæ agnoscuntur*. Deux choses sont remarquables dans le vase où les urines sont contenues : la première est qu'il doit être transparent ; de même, il faut déclarer nettement ses péchés, *requiritur quod urinale sit clarum, ita clarè confiteantur peccata sua...* La deuxième est que le vase des urines doit être bouché, *quod os urinalis sit clausum...*

Le cinquième moyen regarde le sirop : « Le sirop que l'on fait prendre aux malades dans les rhumes et les fluxions de poitrine, dit l'orateur, est le symbole des douceurs que l'on goûte à l'oraison. On prend le sirop soir et matin, chaque prise a sa dose réglée : telle doit être la prière récitée en se levant et en se couchant ; elle est composée d'un certain nombre d'oraisons, de *Pater*, d'*Ave*; de même, le sirop est composé de divers ingrédiens dulcifians. On mêle le sirop avec de l'eau chaude ; de même, la prière doit

tre fervente, c'est-à-dire détrempée avec les larmes
e la pénitence..., etc., etc.

✣ ✣ ✣

PRATIQUES PIEUSES

Le Duc d'Albe, père de celui qui devint ambassa-
deur en France, en 1704, ayant perdu sa maîtresse,
qui s'était enfuie, faisait dire des messes pour que
Dieu lui fît la grâce de la retrouver. C'était, d'ailleurs,
un homme d'esprit.

La duchesse d'Albe, bru de celui dont je viens de
parler, fit prendre à son fils, malade à Paris, en
potions et en lavements, des reliques pulvérisées.
L'enfant n'en mourut pas moins, au grand étonnement
de la mère.

La Place, *Mélanges intéressants.*

✣ ✣ ✣

LE DOIGT DANS L'ŒIL

Une sage-femme, dit saint Augustin[1], visitant une
certaine jeune fille, pour savoir si elle avait sa virgi-
nité, soit par mauvaise volonté, soit par ignorance,
soit par hasard, en la voulant reconnaître de la main,
elle la lui ôta...

Voici le texte : *Obstetrix, virginis cujusdam inte-
gritatem manu velut explorans, sive malevolentia,
sive inscitia, sive casu, dum inspicit, perdidit.*

1. *De Civitate Dei*, lib. I.

✤ ✤ ✤

LA THÉRAPEUTIQUE DES ANCÊTRES

Une maison bien connue des musiciens, est celle qui fait le coin de la rue de Villiers et de la rue Demours; elle s'adosse à de grands arbres et à de grandes pelouses. C'est la demeure d'un fabricant de violons renommés, M. Vuillaume.

Qu'est-ce que c'était que ce Demours, qui a donné son nom à la rue? Un oculiste du roi Louis XVIII, une célébrité dans son genre.

Je n'en savais pas davantage sur lui, lorsque le hasard m'a livré un de ses autographes. C'est une consultation pour une cliente, la marquise de Contades.

Voyons la consultation de l'oculiste Demours; elle intéressera peut-être :

« Madame la marquise voit voltiger en l'air des globules, des filaments, des points noirs, qui se précipitent vers le bas de l'œil lorsque cet organe est fixe, et qui remontent vers le haut lorsqu'elle l'élève avec promptitude, pour descendre ensuite de nouveau....

« Il y a aussi quelquefois comme de petites *grilles nageantes*; on voit peu toutes ces apparences dans une chambre médiocrement éclairée. Le soir, à la lumière, on est obligé, pour les voir, de les chercher avec attention sur papier blanc et elles ne paraissent que comme de très petites portions de fumée à peine sensibles.

« On les voit d'une manière, à la vérité imparfaite

ns la flamme d'une bougie, en tenant les yeux à
bitié fermés.

« Si on se couche sur le dos, qu'on regarde le ciel
inclinant un peu la tête en arrière, au lieu d'aller
côté des pieds, leur mouvement se dirige du côté
front, qui est alors la partie basse.

« Enfin, on les aperçoit, quoique bien faiblement,
regardant le ciel, les yeux fermés, à un grand
ır ».

Faut-il sourire? Je ne sais.

Ces *grilles nageantes*, — les bonnes femmes les
pellent tout simplement des *bluettes*, des *papillons*.
Je crains tellement d'être châtié de mon irrévé-
nce, comme MOLIÈRE, que je fais tous mes efforts
ur garder mon sérieux. — Si les observations du
eux DEMOURS étaient trouvées parfaitement raison-
bles par les docteurs CAMUSET et CUSCO, ces spécia-
tes d'aujourd'hui!

Passe pour ces observations, qui peuvent provenir
une physiologie effrénée. Mais j'arrive au remède
diqué dans la consultation :

« Madame la marquise, pour arrêter les progrès de
maladie, prendra tous les matins, en quatre ou cinq
rres, à jeun, la boisson suivante, composée de six
os de racine de patience, coupée en morceaux et
tée dans une pinte d'eau bouillante.

« De deux jours l'un, madame la marquise ajoutera
a premier verre *le jus de cent cloportes qu'on aura ex-*
rimées à travers un linge fort, après les avoir pilées ;
- et chaque septième jour, elle fera fondre, au lieu
es cloportes, dans le premier verre ou dans les
eux premiers, trois gros de terre foliée de tartre,
tc., etc., etc ».

Boire le jus de cent cloportes ! Et qui donc reprochait à LALANDE de manger des araignées ?

Ch. MONSELET[1].

✤ ✤ ✤

PREMIÈRE SATIRE, EN FRANCE, CONTRE LES MÉDECINS

GUIOT de Provins composa, au xiie siècle, un poème satirique, de 2691 vers, sous le titre de *Bible*, vocable en rapport avec les convictions religieuses de l'auteur, qui était dans les « noirs draps » des moines de Cluny.

> Dou siecle puant et orrible
> M'estuet commencier une Bible
> Por poindre et por aguilloner
> Et por grand essample doner.

Notre porte-froc s'en prend, en général, à ceux qui portent robe, sans ménager les femmes ; il s'élève surtout contre l'inconduite des ordres religieux, les abus du haut clergé, voire du pape, et réserve ses traits les plus acérés aux *fisiciens*, ses dernières victimes.

C'est, du reste, un babillard médisant et qui ne manque pas d'esprit.

---

1. Dans un volume, en préparation, de l'un de nous : *Propos joyeux et satiriques sur tous les genres, hors le genre ennuyeux,* au sujet du « pour et contre l'homœopathie, » il est question d'une macération de cloportes, préparée par l'éminent homœopathe Pétroz pour l'un de ses clients, et dont nous lui attribuions la paternité. Rendons à César...

2526 Des Fisiciens me merveil,
     De lor huevre et de lor conseil
     R'ai-ge certes molt grant merveille;
     Nule vie ne s'apareille
2530 A la lor, trop par est diverse,
     Et sor totes autres parverse.
     Bien les nomme li communs noms[1],
     Mès je ne cuit qui ne soit hons (méprisés)
     Qui ne les doie molt douter.
     Il ne voudroient jà trover
     Nul homme sanz aucun mehaing (maladie)
     Maint oinguement font et maint baing
     Où il n'a ne sanz ne raison
     Cil eschape d'orde prison
2540 Qui de lor mains puet eschaper.
     Qui bien set mentir et guiler (tromper),
     Et faire noble contenance.
     Tout ont trové, fors la créance
     Que les genz ont lor fet à bien.
     Tiex (tel) mil se font Fisicien
     Qui n'en seyent voir ne que gié :
     Li plus mestre sont molt changié
     De grant envie, n'il n'est mestiers
     Dont il soit tant de mençongiers.
2550 Il ocient molt de la gent,
     Jà n'ont ne ami, ne parent
     Que il volsissent trover sain,
     De ce resont-il trop vilain.
     Molt a d'ordure en ces liens :
     Qui en mains a Fisiciens,
     Se met par els ; il m'ont eu
     Entre lor mains ; onques ne fu,
     Ce cuit (qui), nule plus orde vie.
     Je n'aim mie lor compaingnie.
2560 Si m'aït Dex, quant je suis sains ;
     Honiz est qui chief (tombe) en lor mains.

1. Mires les nomment li communs,
   Mais je ne cuit qu'il en soit uns.

Par foi quand je malades fui,
Moi covint soffrir lor ennui :
Qui les orroit (entend) quant il orinent,
Com il mentent, com il devinent,
Com il jugent lo pasceret (patient)
Par mos qui ne sont mie net,
En chascun homme trovent têche (tâche) ;
S'il a fievre, ou la touz seche,
2570 Lors dient-il qu'il est tisiques
Ou enfonduz ou ydropiques,
Melancoliens, ou fieus (fous),
Ou corpeus (replets) ou palazineus (paralytiques),
Qui les orroit de colerique
Pledoier, ou de fleumatique,
Li uns a le foie eschaufé,
Et li autres ventouseté.
Trop par sont lor huevres repostes,
Et lor paroles si enpostes (fausses),
2580 N'i a se vilonnie non,
Et par ce commence lor non :
Fisicien sont apelé,
Sanz *fi* ne sont-il pas nommé.
Por ce a *fi* où commencement
Por le vilain definement ;
De *fi* doit tote lor huevre estre,
Et de *fi* doit Fisique nestre :
Sanz *fi* ne les puet-on nommer,
Ainsinc ne s'i doit nus fier,
2590 De *fi* Fisique m'edefie,
Fox (fou) est qui en tel art se fie
Où il n'a rien qu'il n'i ait *fi* :
Dont sui-je fox se je m'i *fi*.
Uns boins truanz bien enparlez (beau parleur),
Ne mès qu'il soit un pou letrez,
Feroit fole gent herbe pestre,
Tuit (tous) sont Fisicien et mestre :
Li uns de l'autre molt bien guile (fourbes)
Là où il sont a bone vile,
2600 Que li meillor Fisicien
Prisent celui qui ne set rien,

Li miaures le poior consent[1],
Por ce ont-il l'or et l'argent,
Et por ce qu'il le tiengne en pais.
Li rachous consent (approuve) le pugnais (puant),
Et li pugnais bien lo rachat (galeux).
Certes trop : a de barat (tromperie) ;
Li rachaz (teigneux), le pugnais (punais) molt bien,
Ne se desconfortent de rien,
2610 Pour ce que l'uns et l'autre put.
Ainz fussé-je pris et battuz,
Que Fisicien me gardassent
Un an entier et governassent.
Trop sont costous (coûteux) et trop se vendent,
Et les meillors morsiaus deffendent.
Je lor claim quite (déclare quitte) lor piletes (pilules)
Certes qu'eles ne sont pas netes :
S'ils reviennent de Monpellier,
Lor leituaire sont molt chier.
2620 Lors dient-il, ce m'est avis,
Qu'il ont gigimbraiz et pliris,
Et diadragum et rosat,
Et penidoin (espèce de drogue) et violat,
Do Diadaro Julii (nom de drogue),
Ont-il maint prodome menti.
Trop sont prisié, trop sont loé,
Il a gigimbre et aloé
En lor dya margareton,
Ce dient; mès un cras (gras) chapon
2630 Ameroie miex que lor boistes,
Qui trop sont corouses (qui fait soulever le cœur) et
Icil qui vient devers Salerne.   [moistes.
Lor vent vesie por lanterne :
Il vendent noir brun et syphoine
Por espices de Babyloine ;
Que s'uns hons en passe le col,
Il aura si le ventre mol,

---

1. Li maistres les mavais consent ;
  Por coi ? por engignier (tromper) la gent.

Que maintenant l'estuet honir.
As sainz mengiers m'estuez tenir,
2640 Et as clers vins et as forz sauses,
Que trop par sont lor huevres fauses.
Il ne sont mie tuit igal (égal)
Li boen Fisicien loial ;
Li prodomme, li bien letré
Ont maint verai conseil donné :
Maintes genz qui se desconfortent,
En lor conseil se reconfortent
Quant uns hom a paor de mort,
Grant mestier a de bon confort.
2650 Li bon conseil ont conforté
Maint prodomme desconforté ;
Et qant bone huevre est connéue,
Bien devroit estre chier tenue ;
Mais par toutes ces bones viles
Ont si espandues lor guiles,
Li guiléor, li mençongier,
Que li prodomme en sont mains chier.
Sovent se voient et assemblent,
Mès les huevres pas ne se semblent :
2660 Les huevres sont bien departies,
Les roses selonc les orties
Ne perdent mie lor biauté,
Ne (ni) lor (leur) flairor (odeur), ne lor bonté.
J'ai véu delez l'ortier
Florir et croistre lou rosier ;
Se les orties sont poingnanz,
Et annuiouses et puanz,
Les roses sont beles et chieres.
Les bones huevres et entieres,
2670 Les veraies et les loiax
Sont aussi comme li metax,
Qui se sevra dou malvès fer.
Molt son bien quenéu li ver
Qui font la soie, c'est-à-dire,
Que la malvaise huevre n'empire
La bone huevre de nule rien.
Li loial Clerc Fisicien

> Doivent estre molt annoré (honorés),
> Et molt servi et molt amé.
> 2680 Li bon loial ai-ge molt chier
> Certes, quand j'en ai grant mestier,
> Et molt desir qu'en le m'amaint
> Quant maladie me destraint :
> Grant confort et grant bien me fait,
> Et quant m'enfermete me leit,
> Et je ne sent ma maladie,
> Lors voldroie c'une galie (vaisseau)
> L'emportast droit à Salenique (Salonique),
> Et lui et toute sa fisique :
> 2690 Lors veuil que il tiengne sa voie
> 2691 Si loing que jamais ne le voie.

Explicit la Bible Guiot de Provins.

✠ ✠ ✠

UNE NUIT DE NOCES AGITÉE

QUEVEDO, ce féroce ennemi des médecins, a composé, sous ce titre, une longue pièce de vers, qu'il est difficile de traduire en entier : il y a un rébus et il y en a quelquefois deux par strophe. Le poète aurait bien dû se souvenir du précepte d'Horace : *Est modus in rebus!*

D'après une note des éditeurs de Quevedo, dans la collection Ribadeneyra, le fait sur lequel repose ce conte serait avéré : à Metz, un médecin aurait donné une purgation à un jeune marié, qui lui avait demandé des cantharides, et les cantharides auraient été prises par un vieux moine, au sang échauffé, qui réclamait une purgation. Mais Henri Estienne (*Apologie pour Hérodote*, ch. xvi) rapporte une aventure toute semblable, arrivée de son temps à « un jeune homme de Savoye, auquel le jour de ses noces, on bailla le breuvage ordonné pour un qui avoit quelque fièvre, de sorte qu'estant couché auprès de son espouse, il lui falut toute la nuict faire des opérations contraires à celle qu'il pensoit faire. »

Fleurange, dans ses *Mémoires*, raconte, de son côté, que César Borgia fut, la nuit de ses noces avec Charlotte d'Albret, l'objet d'une aussi cruelle méprise, et « qu'il ne cessa d'aller au retrait ». Voici comment Quevedo, avec sa verve habituelle, a traité ce sujet scabreux :

> Il arrive aux médecins de s'embrouiller
> Quelquefois dans leurs ordonnances,
> Et quand bien même ils se tromperaient toujours,
> C'est encore bien bon pour leurs mules.
> Celui-ci, tudesque docteur, qui,
> Sinon en champ clos, dans les assemblées
> Lettre à lettre bataillait
> De la plume, avec ses *recipe*,
> Si vous ne le tenez pour ennuyeux,
> Se trompa de remède, à Jétafe,
> Entre un nouveau marié
> Et un vieux plein de pustules.
> Le marié demandait des cantharides,
> Parce qu'elles aiguisent l'appétit :
> Les Astrologues affirment d'elles
> Qu'elles savent dresser un thème.
> Le vieillard, lui, attendait,
> Plein de mal français dans les jointures,
> Scammonée, jalap et sené,
> La trinité à toute épreuve.
> Le bon nouvel époux était
> Un mari tout à fait mollasse,
> Plein de vigueur au fond de l'âme,
> Mais dans le corps n'en ayant aucune.

✛ ✛ ✛

SUS A L'ANTIMOINE !

Contre l'*Antimoine triomphant et justifié*, publié en 1653, par Eusèbe RENAUDOT, l'un des fils du gazetier :

Nunc licet aurato ascendat capitolia curru,
Nunc albis stibium jure triumphet equis :
Plaudite fumosi Balatrones, plaudite Agyriæ
Inter qui cedat, credite, nullus erit :
Victoris tanti meritis obstare triumphis,
Tot cœsis hominum millibus, invidia est.

Traduction versifiée, de Ph. E. POIRSON :

De l'antimoine il faut chanter la gloire !
Il peut monter, dans un char de victoire,
Au Capitole avec des chevaux blancs.
Applaudissez, enfumés alchimistes ;
Applaudissez, histrions, charlatans ;
Et d'une drogue enflez encore vos listes !
Héros, jamais, eut-il plus de lauriers,
S'il ne s'agit, pour gagner une page,
Dans les récits qui passent d'âge en âge,
Que de tuer les hommes par milliers ?

✤ ✤ ✤

LES PETITES MISÈRES DU GRAND CARDINAL

Dans la pièce suivante, il est fait allusion à la litière de Richelieu. Cette espèce de chambre, où il pouvait tenir deux hommes à côté de son lit, était portée sur les épaules de ses gardes, qui se relayaient durant la route. On abattait des pans de murailles, pour faire entrer cette machine plus commodément dans les villes. C'est ainsi que le cardinal fit le voyage de Lyon à Paris, où il rentra triomphant, après l'exécution de Cinq-Mars et de De Thou, pour mourir lui-même peu de temps après, le 4 décembre 1642.

LORSQUE LE CARDINAL ENTRA DANS PARIS,
PORTÉ DANS SA MACHINE

Pour satisfaire à ton envie,
Ce que l'on porte là devant,
Passant, c'est le tombeau mouvant
D'un mort qui peut oster la vie :
Il n'a plus l'usage des doigts
Et prend trois villes à la fois.
Il tient toujours ses armes prestes,
Il se pare d'un attentat,
Et sans bras défait les testes
Des factieux de cet Estat :
C'est un mort qui vend des oracles,
Qui n'ont rien d'obscur, ny de faux,
Et pour dire en peu de mots :
C'est un mort qui fait des miracles.
Non, ce n'est pas un mort, passant ;
Mais c'est, dans un corps languissant,
Un esprit très subtil et ferme,
Enfin, l'on peut mettre dehors,
De la litière qui l'enferme,
Le Cardinal d'une âme, et le tombeau d'un corps.

Armand, depuis que le trespas
A franchi le cours de tes pas,
C'est à qui blasmera ta vie,
Mais moi, qui déplore ton sort,
Je dis, sans haine et sans envie,
Que c'est assez que tu sois mort.

Nous savons, par Tallemant des Réaux, que le cardinal de Richelieu souffrait des hémorroïdes. Saint-

Fiacre avait la réputation pour la guérison de ce mal :
de la ville de Meaux on fit, en grande pompe, apporter les reliques du saint, « *pour la guérison du cul de*
« *M. le cardinal de Richelieu* », dit irrévérencieusement le titre d'une petite pièce imprimée en 1643.

Cette violente satire contre le cardinal fut publiée
par Claudin, dans sa *Bibliothèque facétieuse, historique et singulière*, d'après l'édition originale de cette
pièce historique. Sa réimpression, dans les *Variétés
littéraires*, de la *Bibliothèque Elzévirienne*, est très
incomplète : on en a supprimé les passages les plus
agressifs, qui comprennent une centaine de vers, la
moitié du texte primitif.

Inutile d'ajouter que cette pièce parut après la mort
de Richelieu.

SUR L'ENLÈVEMENT DES RELIQUES

DE SAINT FIACRE, APPORTÉES DE LA VILLE DE MEAUX,

POUR LA GUÉRISON DU Q DE MONSIEUR LE CARDINAL

Miracle, citoyens ! celui dont la fureur
Remplit toute l'Europe et de sang et d'horreur,
Met les grands à l'aumosne et le peuple en chemise,
Profane les autels et ravage l'Eglise,
Bourrelé de l'excès de son ambition,
S'alambique l'esprit dans la dévotion,
Faict rechercher des saints, réclame des reliques,
Couvrant de piété des desseings tyranniques
Et vous qui de l'enfer les antres habitez,
Sources d'impiétez, profanes Déitez,
Des cœurs sans conscience et sans foy révérées,
Plus que les saincts du ciel en ce siècle honnorées,
Démons, souffrirez-vous que ce faux Capellan
Que vous faites régner parmi nous en tiran
Et qui par vostre addresse et vostre ministère
Parvint à la faveur qui fait qu'on le revère,

En ses nécessitez aux saincts aye recours
Et d'autres que de vous implore le secours?
Pourrez-vous endurer un si sensible outrage
Et veoir cette action sans dépit et sans rage?
Non, je n'estime pas que ce soit son dessein :
Vous estes ses tuteurs, il fuit vostre destin ;
Tous ces déguisemens sont de vostre fabrique,
Il sçait tous les secrets de vostre politique,
Embrasse vos conseils, se règle par vos loix
Et brouille comme vous l'Estat des plus grands rois.
Sous lui les plus vaillans conduisent les armées ;
La France a pris le nom des Isles fortunées ;
Un moine, un renégat, un blanc et l'autre gris[1],
Servent insolemment ce cruel Phalaris ;
Le plus gros des voleurs dispose des finances,
Et le plus corrompu tient en main les balances ;
Enfin la cruauté, la rage, le dépit,
Ont mis sous ce bon chef les bourreaux en crédit,
Mais toutes les vertus de cette âme bien née,
Ne se pouvant asseoir, s'en iront en fumée.
Les rares qualitez de ce grand favori
S'étoufferont bientôt, s'il a le Q pourri.
Son ulcère vengeur du sang des innocens,
Que dedans sa fureur il verse pour encens
Au prince de l'enfer, le fauteur de ses crimes,
Sçachant comme il se plaict en semblables victimes
Tel que fut autres fois celui des Philistins,
Lui mangeant tout le Q jusques aux intestins,

1. François Le Clerc du TREMBLAY, plus connu sous le nom de
Père Joseph, était le confident de Richelieu, qui ne faisait rien sans
le consulter. Son *Eminence grise* — tel était le surnom qu'on lui
avait donné — connaissait si bien les vues politiques de son maître
qu'il n'avait pas besoin de demander des ordres pour agir. Constamment chargé des négociations les plus difficiles, il s'en acquitta toujours avec plein succès. Lorsqu'il tomba malade, Richelieu, voulant
l'avoir près de lui, le fit transporter à sa maison de campagne de
Rueil, et le soigna à ses derniers moments avec la sollicitude d'un
ami. Né à Paris en 1577, il mourut en 1638, vivement regretté du
cardinal, qui s'écria en le voyant expirer : « J'ai perdu mon bras
droit. »

Dans la crainte qu'il a que cette pourriture
Aussi bien que son Q n'attaque la nature,
Voyant que rien d'humain ne le peut secourir,
Le fait aux os des saincts par force recourir,
Pour tascher d'appaiser cette humeur gangréneuse
Qui sans cesse s'attache à sa chair farcineuse.
Après avoir en vain en ses nécessitez
De tous les médecins les advis consultez,
Esprouvé la vertu de tous les spagiriques,
Confondu le sçavoir de tous les empiriques,
Et, ne négligeant rien pour avoir la santé,
Des moindres charlatans l'artifice tenté,
Exercé sur son corps toute la chirurgie,
Remué les secrets mesme de la magie,
Recognoissant enfin que les moyens humains
Estoient pour le guérir inutiles et vains ;
Chirurgiens affronteurs dont la vaine science
A trompé ce puissant ministre de la France,
Vous ne méritez pas d'avoir part aux honneurs,
N'ayant plus cet objet digne de vos labeurs,
Vos consultations ne sont que des chimères.
Pour sauver ce derrière il faut d'autres mistères.
La terre ne peut pas soulager ses douleurs :
Elle ne peut souffrir l'éclat de ses grandeurs.
Le Ciel qui seul fournit à ses hautes pensées
Prolongera le cours de ses belles années,
Forcera le destin, fera cesser ses maux,
Lui rendra la santé pour prix de ses travaux.
Il importe fort peu que le peuple malade
Des corps ressuscitez vous présente en parade ;
Retirez-vous d'ici, podagres et teigneux,
Sainct-Fiacre[1] n'a plus de vertu dans ces lieux,

1. Suivant la légende, saint Fiacre s'assit, un jour, sur une
pierre pour se reposer ; par l'effet d'un miracle, cette pierre devint
molle comme de la cire et garda l'empreinte de la partie de son
corps qui s'y était posée. « On conserve depuis plusieurs siècles,
dans le monastère de Saint-Fiacre, une grosse pierre de figure
ronde et creusée vers le centre de sa surface. Elle est placée, à
main gauche en entrant, dans la nef de l'église qui porte aujour-

Membres cicatrisez par des anciens ulcères,
Vous n'avez plus de quoi soulager vos misères;
Ce bon sainct, délaissant son temple et ses autels,
Abandonne le soing du reste des mortels;
Encor son entremise et saincte prière
Auront assez de peine à guérir ce derrière.
Son ulcère voulant venger les innocens,
De leur rude prison, de leurs cruels tourmens,
Ne peut quitter son maistre en lui laissant la vie;
Qui amoindrit son mal augmente sa folie,
Doncques cet isolent, en dépit de son sort,
A malgré les destins fait un dernier effort,
Imploré le secours d'une main souveraine.
Puisque Juif[1] a rendu son espérance vaine,
Tous remèdes laissez il a recours aux cieux,
Et rechercha des saincts les os plus précieux;
Mais l'Eminent croyant la grandeur offencée
S'il en faisoit un pas de sa chaire percée,
Dans le besoing qu'il a d'un sainct pour le guérir,
Au lieu de l'aller veoir, il l'envoye quérir;
Il croit, comme son Roy, doux et très débonnaire
Pour ce monstre inhumain et ce cœur sanguinaire,
Contre la bienséance et contre la raison,
Le va trouver souvent jusques dans sa maison,
Que les saincts les plus grands doivent faire de même,
Qu'il est au-dessus d'eux en un degré suprême,

d'hui son nom, quoique dédiée sous l'invocation de la sainte Vierge, et pour la commodité des pèlerins, aussi bien que pour la décence, on l'a posée sur une espèce de socle ou de piédestal de mastic ou de pierre brute. Ceux qui sont affligés des hémorrhoïdes vont s'y asseoir avec modestie, sans s'y dévêtir ni relever leurs habits, et je sçais, de manière à n'en pouvoir douter, que plusieurs personnes, hommes et femmes, y ont trouvé une parfaite guérison. » DOM TOUSSAINT DU PLESSIS, *Histoire de l'église de Meaux*. Paris, 1731, in-4t, tome I, page 55.

1. Jean-Jacques JUIF, chirurgien du roi et du cardinal, avait déjà fait l'opération à Richelieu et l'avait « charcuté à bon escient. » (Voir *Mémoires de Tallemant des Réaux*, tome II; et *Légendes et Curiosités de l'histoire*, de CABANÈS, t. V.

Et que le venant veoir en ses palais dorez,
Ils sont de sa présence encor bien honnorez.
Méchant! c'estoit assez de ruiner tant d'Estats,
De troubler le repos de tant de potentats
Qu'un prestre scélérat eût ravagé la terre,
Qu'il eût porté partout le flambeau de la guerre,
Ton insolence va jusques dedans les cieux,
Tu fais venir les saincts, au lieu d'aller à eux,
Tu les assujettis aux lois de ton caprice,
Tu veux qu'il soient témoins de tes noires malices.
Eh quoi! jusqu'à ce poinct ton impudence monte
Que de croire, impudent, qu'il y a de la honte
Et que l'on imputast à ta condition
D'aller trouver un sainct en la nécessité
Jusques dans son pays et dedans sa cité!
Tu craindrois que ce vœu deshonnorast ta gloire,
Que cet acte public fist ttort à ta mémoire
Et que l'on imputast à ta condition
Cet œuvre méritoire à superstition.
Et tu voudrois qu'un sainct, malgré tout cet obstacle
De scandale et d'orgueil, pour toi fist un miracle!
Tu le voudrois, impie, et tu ne voudrois pas
Pour l'obtenir du ciel en avoir fait un pas.
Bautru[1], le plus falot de tous ces favoris,

1. Guillaume BAUTRU, comte de Nogent, l'un des beaux-esprits
du xviie siècle, naquit à Angers, en 1588. Il était en quelque sorte
le bouffon du cardinal de Richelieu, qu'il amusait par ses jeux
d'esprit et ses saillies. Admis à l'Académie française, il devint
l'ami de Ménage, qui cite presque à chaque page de ses œuvres
les bons mots de Bautru, et eut pour panégyriste l'académicien
Costar. Le poëte Saint-Amant a dit :

> Si vous oyez une équivoque,
> Vous jettez d'aise votre toque
> Et prenez son sens malotru
> Pour un des beaux mots de Bautru.

Sa femme, nous l'avons dit, ne se faisait jamais appeler que
Madame de Nogent, dans la crainte que la reine Marie de Médicis,
en prononçant *ou*, selon la coutume italienne, la dernière lettre de
son nom ne donnât matière à des interprétations équivoques sur
son compte.

Avec un plein pouvoir est parti de Paris,
Pour ruiner cet ancien protecteur de la Brie,
Enlever sainct Fiacre du sein de sa patrie.
Mais hélas ! tout fait joug à cet enlèvement,
L'évesque et le clergé sont sans ressentiment,
Et les peuples, réduits à un triste servage,
Souffrent sans murmurer ravir leur héritage,
Piller leurs saincts thrésors, prendre leurs ossemens,
Fouiller au plus sacré de tous les monumens,
Et deux grands députez chargez de la conduitte
Mettent par les chemins tous les galeux en fuitte,
Réservant la vertu de ce vol précieux
Pour donner guérison à ce Q glorieux.
Thelis, doyen de Meaux, en habit magnifique [1],
Doit estre le premier porteur de la relique :
Le bon docteur Jullien, quoy qu'en très grand émoy,
Suivra le harangueur en dépit de sa foi,
Et quoiqu'il soit le plus zélé de la Sorbonne,
Quitte son sérieux et prend l'humeur bouffonne,
Preste son ministère à ce plaisant ébat
Qui ressemble à celui qui se fait au Sabat.
Ainsi les députez veulent à son de trompe
A l'honneur de ce sainct avoir part avec pompe,
S'attendant bien déjà que, selon son devoir,
Le roy des cardinaux les viendra recevoir,
Et qu'en procession, estans tous en prière
Marcheroient devant lui la croix et la bannière,
Qu'on diroit le Salut et le *Magnificat*
Et que l'on le verroit en son pontificat.
Cependant, sans sortir un pas hors de sa chambre,
Qu'il faisoit parfumer toute de musc et d'ambre,
Pour n'estonner le sainct de ceste infection,
Qui du parfaict ministre est l'imperfection,

---

1. Gui III, de Thelis, 64ᵉ doyen de Meaux. « On l'appeloit le
Vaillant de Thelis, je ne sçais pour quel sujet », dit dom Toussaint du Plessis. « Il étoit conseiller de la Grand'Chambre et fut
élu Doien le 6 mai 1637. Il portoit la robe rouge ; mais sa qualité
de conseiller au Parlement lui en donnoit le droit. » *Hist. de l'Egl.
de Meaux*, t. I, p. 564.

Et modérer un peu l'odeur puantissime,
Qui sort du Q pourry de l'Eminentissime,
De son siège percé ne se mouvant non plus
Qu'un podagre impotent de ses membres perclus ;
Ainsi dedans son lict reçoit ceste ambassade,
Et, la face tournée, offre son Q malade,
Surpassant la fierté des princes ottomans
Qui présentent le dos à tous leurs courtisans.
L'orateur[1], estonné de ceste pourriture,
Atteste ciel et terre et toute la nature,
Et dit qu'on fait grand tort à la gloire du Sainct ;
Du voyage inutile, et du travail se plainct,
Qu'il est vrai qu'un teigneux, un galeux, un podagre,
Sont objects du pouvoir de monsieur sainct Fiacre,
Mais qu'il ne guérit pas un fantosme sans corps,
Que sa vertu ne peut ressusciter les morts,
Qu'il ne peut pas oster le butin à la terre
Et sauver ce meschant plus digne du tonnerre ;
Que son Q est déjà le partage des vers
Et que l'âme d'Armand est le prix des enfers.
C'est pourquoy murmurants députez des reliques,
Croyans qu'on les a prins pour de vrais empiriques,
Qui les a fait venir pour soulager un mal
Dont le Q juste autheur punist le cardinal,
Dompte cet insolent et punist l'arrogance
Qui luy faict mespriser les princes de la France
Et faict porter son throsne au-dessus de nos lys.
Mais l'insolent ne peut y demeurer assis,
Le cruel Philistin a senti la vengeance
Du grand Dieu, protecteur de l'arche d'alliance ;
Cet impie est frappé, mais non pas dans le cœur,
Un poltron n'eut jamais ceste marque d'honneur.
Son dos, son Q rongé[2] serviront de victimes
Et d'expiation aux autheurs de ses crimes.

1. Le doyen de Meaux, qui accompagnait les reliques.
2. Louis de FONTENETTES, dans son *Hippocrate dépaysé en vers
françois* (Paris, 1654, in-4), parle ainsi de cette maladie :

> Grand bien fait ce mal de sainct Fiacre
> Qui veut dire autant que fratre

✤ ✤ ✤

COLIQUE HÉPATIQUE, SIMULÉE PAR COQUETTERIE

Mme de Sévigné raconte une « pièce de comédie » jouée, à Vichy, par la duchesse de Brissac, où elle était venue pour une colique fort douteuse, au dire de la mordante épistolière, mais plutôt pour se rendre intéressante et faire valoir ses charmes à l'aide d'une parade où elle mit en jeu tous les artifices de la coquetterie.

« Elle avait donc la colique aujourd'hui, jeudi (21 mai 1676); elle était au lit, belle et coiffée à coiffer tout le monde ; je voudrais que vous eussiez vu l'usage qu'elle faisait de ses douleurs, et de ses yeux, et des cris, et des bras et des mains qui traînaient sur sa couverture ; et les situations, et la compassion qu'elle voulait qu'on eût pour elle. Chamarrée de tendresse et d'admiration, je regardais cette pièce de comédie, et je la trouvais si belle, que mon attention a dû paraître saisissante, dont je crois qu'on me saura fort bon gré. Et songez que c'était pour Saint-Hérem, pour Plancy, que la scène était ouverte, pour l'abbé Bayard aussi, qui est le druide *Adamas*[1] de ce pays. En vérité, vous êtes une vraie *pitaude*, ma fille, quand je pense avec quelle simplicité vous êtes malade.

« Ce n'était pas fini : après la pièce admirable de

> Quand on vuide le sang du Q,
> A gens mornes comme un cocu
> A la phrénésie arrangée,
> Par le Q la teste est purgée.

1. Du roman de l'*Astrée*. Ce druide consolait les bergères du Lignon de leurs infortunes.

la colique, on donna aux spectateurs celle de la convalescence, une convalescence pleine de langueur,
fort bien accommodée au théâtre, un dernier acte
digne des premiers. »

Ainsi, il n'était pas permis à ce « chef-d'œuvre des
cieux », suivant le qualificatif de la reine des médi-
santes, d'avoir sa colique comme le premier laideron
venu, tant il est vrai qu'il n'y a d'imaginaire et de
ridicule que la maladie des autres.

✤ ✤ ✤

SANS DOULEUR... POUR L'OPERATEUR

Il y a chez le *prosecteur* des férocités inconscientes.
Un vrai savant, qui est un homme excellent, me con-
tait naguère qu'assistant, un jour, au cours de MA-
GENDIE, le professeur disséquait devant son auditoire
une pauvre grenouille vivante, dont il avait mis les
nerfs à nu et qu'il montrait, de loin, à ses élèves. Le
spectacle était assez affreux.

Magendie, promenant autour de lui la grenouille
qui se débattait convulsivement, commença alors une
phrase :

— Je regrette, messieurs!...

Et son savant auditoire se disait, pris de pitié :
« Il regrette sans doute d'être obligé de sacrifier
cette pauvre petite grenouille, mais puisqu'il le faut! »

Mais Magendie compléta bientôt sa phrase, en
ajoutant avec un sourire :

— Je regrette qu'elle ne soit pas aussi grosse qu'un
bœuf!... Vous pourriez mieux voir !

J'entends d'ici les cris des protecteurs acharnés

des animaux. C'était donc un meurtrier, ce Magendie !

Pour un peu, ils demanderaient qu'on déterrât le squelette du savant et qu'on le livrât aux grenouilles !

J. CLARETIE.

✣ ✣ ✣

COMMENT ON DEVIENT PRINCE DE GALLES

28 mai 1768.

Les spectateurs curieux de l'Opéra souffrent impatiemment de l'absence de Mlle Heinel, cette danseuse si propre à exciter leur lubricité. On a raconté comment M. le comte de Lauraguais, enflammé pour elle, avoit versé l'or avec profusion au sein de cette beauté ; mais, par une fatalité malheureuse, qui empoisonne presque toujours nos plaisirs, Mlle Heinel s'est trouvée chatouillée d'une maladie de peau, qui se communique avec rapidité, et qui a fait dire plaisamment, qu'elle avoit fait de son amant un *Prince de Galles.*

J. GAY, *Anecd. piquantes.*

✣ ✣ ✣

IL Y A POULAINS ET POULAINS

Jacques COLIN, abbé de Saint-Ambroise, le compère de Jean Marot, était un joyeux compagnon, sur le compte duquel, malgré son titre d'abbé, circulait plus d'une histoire de haut goût. C'était lui qui professait, entre autres maximes, que « l'on doit se garder également du devant d'une femme, du derrière d'une mule, et d'un moyne de tous costez. » (TABOU-

ROT. *Bigarrures*, ch. VI). Un jour, un avocat se permit de citer ce propos, au grand divertissement de l'audience, comme étant de « saint Ambroise », parce que l'on appelait ainsi Jacques Colin, du nom de son abbaye.

Nous tirons encore de la même source l'anecdote suivante : « Beaucoup de gens furent merveilleusement scandalisez pour ce que on fit bruit qu'à son retour de Rome, Jacques Colin auroit donné deux poulains à une demoiselle; mais, ajoute Tabourot, sa chasteté ne laissa pas de demeurer en bonne réputation, car on sceut au vray que de tels poulains n'estoient pas des tiercelets de vérolle, mais que c'estoient deux beaux jeunes poulains du haras de l'abbaye, dont cet abbé estoit assez libéral. »

MAROT, édit. Guiffrey.

✤ ✤ ✤

PÉNALITÉS ANCIENNES CONTRE LES AVARIÉS

L'empereur Justinien, dans ses *Institutes*, publiés en 533, rappelle un antique usage, emprunté à la législation des Douze Tables. « Ce ne sera ni par le glaive, ni par le feu, dit-il, ni par aucune autre peine ordinaire que le coupable sera puni; mais cousu dans un sac avec un chien, un coq, une vipère et une guenon, il sera jeté dans la mer ou dans le fleuve voisin, afin que tous les éléments commencent à lui manquer, même avant sa mort, que le ciel soit dérobé à ses yeux, et la terre à son cadavre (*Institutes*, liv. IV, titre 18, § 6).

On retrouve souvent ce supplice dans notre his-

toire. Il semble surtout avoir été en usage aux XVIe,
XVe et XVIe siècles, souvent pour des délits d'une nature assez singulière, comme en fait foi une ordon-
nance du prévôt de Paris, publiée le 25 juin 1493, et
dont nous donnons la teneur, parce qu'elle relate un
fait assez important et peu connu :

« Combien par cy devant ait été publié, crié et
ordonné à son de trompe et cry public par les carre-
fours de Paris, à ce que aucun n'en pust prétendre
cause d'ignorance, que tous malades de la grosse
vérole guidassent incontinent hors la ville, et s'en
allassent les estrangers es lieux dont ils sont natifs,
et les autres guidassent hors la dite ville sur peine
de la hart ; néantmoins, les dits malades en contemp-
nant les dits cris, sont retournés de toutes parts, et
conversent parmi la ville avec les personnes saines,
qui est chose dangereuse pour le peuple et la sei-
gneurerie qui est à présent à Paris.

« L'on *enjoint*, derechef, de par le roy, et mondist
sieur le prévost de Paris, à tous les dits malades de
la dite maladie, tant hommes que femmes, que incontinent après ce présent cry, ils vuident et se départent
de la dite ville et faubourg de Paris, et s'envoisent
les dits forains faire leur résidence ez pays et lieux
dont ils sont natifs, et les autres hors de la dite ville
et faubourgs, sur peine d'*estre jetés en la rivière*, s'ils
y sont pris le jourd'hui passé, et enjoint-on à tous
commissaires, quarteniers et sergents prendre ou faire
prendre ceulx qui y seront trouvés, pour en faire
l'exécution. »

L. LALANNE, Curiosités des Traditions.

✠ ✠ ✠

La patenostre
des Beroffez. Auec leur cõ= plaincte contre les me= decins.

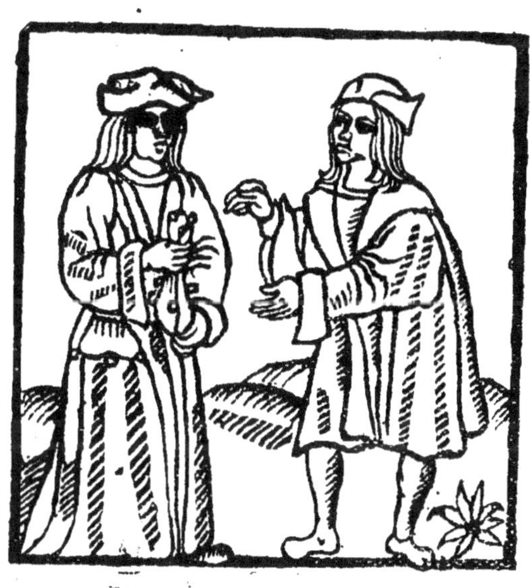

Fig. 13.

Cette facétie est d'un texte et d'une versification parfois incorrects ; elle ne porte ni date ni nom de libraire, mais les bibliophiles, en jugeant par analogie, s'accordent à croire qu'elle fut imprimée par Ni-

colas Buffet, qui exerçait à Paris vers 1540. Nous ne
demandons pas mieux que de les croire.

Pater noster
Très glorieux
Nostre saulveur comme je croy
N'oublie pas les véroleux
Qui dresent leur priere a toy.

Qui es in celis
Sire nous souffrons de grans maulx
Et croy si ne nous amendons
De nos pechez et nos deffaulx
Fauldra par force que ton nom

Sanctificetur.
Les médecins ny voyent goutte
Et ne nous laissent ung denier
Et nous avons si fort la goutte
Que presque nous fault regnier

Nomen tuum.
Jay essayé maint médecin
Autant que jamais jeune filz
Et si ay ulcerez sans fin
Encore ne doubte que pis

Adveniat.
Nous te disons tout nostre cas
Donne nous donc ce qui nous fault
Non pas au ciel mais icy bas
Car tu gardes tres bien le hault

Regnum tuum.
Mais tu t'en ris et nous escouttes
Et nous souffrons en ce martyre
Des rognes chancres gales et gouttes
Tant que en la fin nous fauldra dire

Fiat voluntas tua[1].
Si l'on avoit jamais la guerre
Je croy que ca bas a la terre
Feroit aussi bon habiter

Sicut in celo.
Ne scay si ce mal vient des femmes
Accolé en avons de belles
Chamberieres, bourgeoises et dames
Sur les bancs et les escabelles

Et in terra.
Si bien nos plaisirs avons prins
Sans avoir crainte ne malheur
Maintenanl mangeons en mespris
En pourete honte et dolleur

Panem nostrum.
Et si cestoit fievre quartaine
Demy jours en repos nous laisseroit
Pour reprendre un peu nostre halaine
Mais ce villain mal cy nous hait

Quotidianum.
Si tu as point quelque oignement
Pour nous bien guerir et soubdain

1. Il manque un vers à cette stance.

Je te supplie tres humblement
Que n'actendes point a demain.

Da nobis hodie.

Sans faire a personne de tort
Donne nous par ta grant bonté
Ung beau sauf conduit contre mort
Avec force argent et santé

Dimitte nobis.

Des misses avons faict pour tien
Si grandes quau vray lessayer
Si nous vendons tout nostre bien
A grant peine pourrons nous payer

Debita nostra.

Si ceste infame maladie
Venoit a tous en general
Point ne en porterions envie
Quant ung chacun auroit du mal

Sicut et nos.

Nous voyons vouluntiers les dames
Et les fesons bien festoyer
Mais quant sont villes et infames
Je ne les osons pas toucher

Dimittimus.

Nous empruntons aux allemans
Ne nous en chault mais que en aye
Argent pour avoir oignemens
Nous faisons respondre de paye

Debitoribus nostris.
Nous faisons veulx a fainctz et a fainctes
Pour garder nosttre humanité
Et faisons à ton fils nos plaintes
Mais si ne veuls que nous ayons santé

Et ne nos.
Il y a des femmes joyeuses
Et des autres qui sont rebelles
Et la plus part sont amoureuses
Mais nous te prions que les belles

Inducas in tentationem.
Il y en a des verolleuses
Ou bien gouteuses pour le moins
Je te supplie de ces rongneuses
Ne nous mets pas entre leurs mains :

Sed libera nos a malo.
Or te supplions ainsi que soyons a delivre
Et nous garde place en Paradis
Et en ce monde nous delivre
Et que ne seyons plus icy.
Amen.

✤ ✤ ✤

LE COMBLE DE L'ART

Malgré sa voix rauque (qui venait sans doute de
son goût trop vif pour le vin), la GUIMARD « montrait
un talent réel pour la comédie ». Son meilleur rôle,
rôle d'émotion et de sentiment, fut celui de Victorine,
dans le *Philosophe sans le savoir*, de Sedaine. Fleury

affirme qu'aucune actrice, sauf Mlle Mars, ne le joua aussi bien.

L'Empereur Joseph II avait assisté incognito à une représentation au théâtre de Pantin. Il ne cacha pas son admiration pour la danseuse tranformée en comédienne. « C'est étonnant, s'écria-t-il, qu'on puisse tirer un si bon parti d'un asthme ».

H. d'ALMÉRAS et P. d'ESTRÉE, *Les Théâtres libertins au XVIIIe siècle.*

✢ ✢ ✢

CONSÉQUENCE DU GRAND ÉCART

L'épigramme ci-dessous fut composée en 1779, lorsque, à l'occasion de l'accouchement de la Reine, les acteurs. des principaux théâtres s'engagèrent à fournir une dot de trente louis à une jeune fille pauvre et que la Guimard fut chargée de recueillir les souscriptions à l'Opéra :

> C'est LA GUIMARD qu'on vient d'élire
> Trésorière à l'Opéra :
> On a raison, car elle a
> La plus grande tirelire.

Mémoires secrets, 16 janvier 1779.

✢ ✢ ✢

AUTRE TIRE-LIRE

L'auteur d'un petit livre imprimé à Amsterdam en 1715, intitulé *Remarques sur l'Angleterre*, dit que

Milord ANGLESEY demanda la dissolution de son mariage, sous un prétexte qui n'avait rien de galant pour sa femme. « Messieurs, dit brusquement sa belle-mère devant les juges, je n'ai jamais vu de gens se plaindre que leur logement fût trop grand, que quand ils n'avaient pas de quoi le meubler. » Cependant, le mariage ayant été dissous, la femme de milord Anglesey épousa depuis le duc de Buckingham.

BARRIÈRE, La Cour et la ville.

✠ ✠ ✠

DU MÊME CALIBRE

CATHERINE DE MÉDICIS faisoit acheter les belles invectives qui se faisoient contre elle, dont elle se mocquoit et s'en rioit sans s'altérer autrement, les appelans des bavards et des donneurs de bellevesées, ainsi usoit-elle de ce mot.

Elle vouloit tout sçavoir; au voyage de Lorraine des seconds troubles, les Huguenots (puritains) avoient avec eux une fort bonne et belle collevrine et la nommoient la *Reyne Mère*; ils furent contraints de l'enterrer à Ville-nopces, ne la pouvant traisner à cause de leurs grandes traites, mauvais attelage et pesanteur, qui jamais pourtant ne put être découverte n'y trouvée.

La Reyne, sçachant qu'on luy avoit ainsi donné son nom, elle voulut sçavoir pourquoi; il y eut quelqu'un après avoir esté fort pressé de le dire, qui luy répondit. « C'est, Madame, parce qu'elle avoit le calibre plus grand et plus gros que les autres ». Elle n'en fit que rire la première.

✠ ✠ ✠

TRAIT DE COURTISANERIE EXCESSIF

NOTE DE M. ARNAULT SUR SON ALBUM

« Dans une grande partie de chasse, à Compiègne, M. Camille Doucet se trouve mal; l'Empereur s'en émeut et arrive au grand galop :

— Eh bien! qu'y a t-il?
— Sire, ce n'est rien, — je meurs. »

✤ ✤ ✤

PAR CRAINTE D'UNE INHUMATION PRÉCIPITÉE

L'auteur des *Faux Bonshommes* craignait d'être enseveli vivant, et comme il témoignait cette appréhension devant un de ses amis, celui-ci lui dit en riant : « Eh bien, on ouvrira ton corps et on le remplira de truffes. — Non pas, non pas! répondit BARRIÈRE, en aiguisant son sourire et son regard, tu viendrais me déterrer. »

✤ ✤ ✤

RELIÉ EN VEAU

M. de RICHELIEU était couvert de dartres et d'ulcères ; il ne se conservait qu'à force de soins et de remèdes, de bains et de tranches de veau, qu'on lui appliquait sur tout le corps : ce qui faisait dire au duc de Fronsac, son fils, que son père était un vieux bouquin relié en veau, mot que le maréchal ne lui a jamais pardonné.

Mémoires de Bachaumont, avril 1773.

✣ ✣ ✣

REPOS HEBDOMADAIRE PAR HYGIÈNE

Quelqu'un disait à Harel qu'il fatiguait beaucoup trop Mlle Georges, en la faisant jouer sans relâche sur un théâtre aussi vaste que celui de la Porte Saint-Martin.

— Point du tout, répondit Harel, je lui laisse un jour par semaine, le dimanche... pour mettre des sangsues.

L. Loire.

✣ ✣ ✣

PRATICIEN TROP PRATIQUE

Une bonne et véridique histoire de médecin.

Un des grands médecins de Paris, dont la rapacité légendaire dépasse encore la réputation médicale, dînait l'autre jour chez un banquier de ses amis.

Au potage, il s'aperçut que la maîtresse de la maison portait au doigt une petite ampoule, résultat d'une brûlure légère. En badinant, il prit sa trousse, l'ouvrit sur ses genoux, en tira une aiguille d'or et perça la mignonne phlyctène.

Quelques jours après, le banquier recevait une note ainsi conçue : Opération à Madame : 500 francs.

Nous ajouterons que le bourreau et la victime sont très connus et que leurs noms commencent tous deux par un S.

Le « bourreau » ne serait-il pas celui qui, selon la chronique, avait demandé 6.000 francs au Président de la République, alors le maréchal de Mac-Mahon, pour six visites faites à son fils Patrice, et qui ne reçut que 600 francs, ce qui nous paraît déjà très suffisant?

✣ ✣ ✣

GÉNÉROSITÉ DU GRAND ALEXANDRE

Alexandre Dumas, dont la santé était exubérante, se moquait volontiers de la Faculté. Un jour, on vient lui réclamer une somme d'argent, pour subvenir aux funérailles d'un pauvre diable d'officier de santé de son quartier, qui était mort sans ressources :

— Voici le double de ce que vous me demandez, répondit le spirituel romancier; tâchez de faire enterrer deux médecins.

✣ ✣ ✣

ENCORE ALEXANDRE DUMAS

Un jour, Alexandre Dumas père apporta sa brochure de *Henri III et sa cour*, relié en *sapin*, à Mlle Mars, au moment où celle-ci recevait son médecin. L'Esculape lui dit d'un air protecteur :

— Ah! vous faites des tragédies, jeune homme ?

— Oui, docteur, repartit Dumas, je fais des tragédies, comme vous; mais les vôtres, vous les faites relier en *sapin !*

✣ ✣ ✣

L'ESPRIT DES POISSARDES

Le baron de Roquelaure, le père du facétieux Gaston, perdit un œil d'une épine qui lui perça la prunelle, comme il était à la portière du carosse, en allant voir Mme de Maubuisson, sœur de Mme de Beaufort. Or, un jour qu'il était en carosse avec Henri IV, il s'avisa, en passant, de demander à une vendeuse de maquereaux, si elle connaissait bien les mâles d'avec les femelles. « Jésus! dit-elle, il n'y a rien de plus aisé, les mâles sont borgnes ».

Histoire du maréchal de Roquelaure, t. I, p. 98.
TALLEMANT.

✣ ✣ ✣

L'AIR ET LA CHANSON

On priait une dame, qui avait l'haleine fort mauvaise, de chanter ; elle le fit. BENSERADE, qui était à côté d'elle, et que l'air infect qui sortait de sa bouche avait fort incommodé, dit avec le plus grand sérieux : « La chanson de Madame et sa voix sont fort jolies, mais l'air n'en vaut rien. »

✣ ✣ ✣

COMPLIMENT IRONIQUE

M. de BÉTHUNE, voulant tirer parti de son infirmité, pour se donner une qualité qu'il n'avait pas, se mit à dire :

— A nous autres bossus, on ne peut nous refuser d'avoir de l'esprit, c'est une chose sur laquelle tout le monde est d'accord.

Mlle Contat lui répondit, avec ce fin sourire qui était un de ses charmes :

— Vous, bossu, monsieur! qui a dit cela? Vous n'êtes que contrefait !

✠ ✠ ✠

MÉPRISE DE GABELOUS

M. Tarin, anatomiste habile, auquel nous devons un excellent traité de l'anatomie de la tête, ayant été un jour chercher à Bicêtre une douzaine de têtes, qui lui étaient nécessaires pour ses nouvelles observations, les têtes furent mises dans un grand sac, et attachées sur le devant du carrosse qui le conduisait.

Le mouvement lent et uniforme d'un mauvais fiacre endort bientôt M. Tarin. Arrivée à la barrière, les commis des fermes arrêtent la voiture et demandent au cocher ce que contient le sac placé sous son siège. « Monsieur, demande le cocher à moitié ivre, au docteur qui dormait, qu'y a-t-il dans ce grand vilain sac ? — Eh ! quoi, répond le médecin en s'éveillant à peine, ce sont des cadavres, laissez-moi tranquille. — Le cocher comprend que ce sont des canards, et l'annonce ainsi aux commis. — Oh ! oh ! il y a là bien de l'argent à recevoir. Il faut apporter ce sac dans le bureau, voir combien il y a de canards, et on fera le bordereau des droits. — On ouvre donc le sac dans le milieu de la tabagie que les employés appellent leur bureau. — Oh ! par Laurent David, quel spectacle ! des morts ! La frayeur s'empare de tous les esprits ; les commis en désordre fuient de côté et d'autre ; le cocher court se cacher dans un cabaret voisin. Les cris éveillent le professeur de la salubre Faculté, qui s'étonne d'être ainsi resté en chemin, et abandonné. Il appelle longtemps son cocher, qui paraît enfin. Marchons donc !... Et mon sac, où est-il ? — Oh ! monsieur, il est dans le bureau, mais du diable si j'y touche ! — Les commis, encore consternés, reviennent l'un après l'autre, mais aucun ne veut approcher des prétendus canards. Le docteur insiste pour qu'on remette les choses telles qu'elles étaient, et cite les ordonnances du roi concernant les visites, où cette clause est expresse. On fait venir la garde ; les commis sont obligés d'obéir, mais leur figure exprime assez combien il leur en coûte, et la pâleur répandue sur le visage du vaillant sergent du guet annonce que cette occasion est une de celles où il aime mieux commander qu'exécuter.

Corresp. litt., 1777.

✤ ✤ ✤

TRAITS DE STOÏCISME

Jean Comnène, empereur de Constantinople, qui passait pour le prince le plus beau de son siècle, comme il en était un des plus braves, fut blessé à la main, dans une bataille, par une flèche empoisonnée. Le médecin répondait de sa vie, s'il voulait se laisser couper la main : « Non, répondit Comnène, j'ai besoin des deux mains pour manier les rênes d'un aussi grand empire, » Il mourut de sa blessure quelques jours après.

L'acteur Baron, à la suite d'une blessure qui devait l'emporter, a fourni le pendant de cette réponse impériale.

Fabert eut le même courage, mais fut plus heureux. Ayant été blessé au siège de Turin, d'un coup de mousquet à la cuisse, Turenne et le cardinal de la

Valette le conjuraient de la laisser couper, selon l'avis de tous les chirurgiens : « Il ne faut pas mourir par pièces, dit Fabert ; la mort m'aura tout entier, ou elle n'aura rien. » — On ne coupa point, et le brave maréchal guérit de sa blessure.

✢ ✢ ✢

LE « STRUGGLE FOR LIFE » EN AMÉRIQUE

Les offres d'emploi faites, en Amérique, aux étudiants en médecine, varient à l'infini. Les compagnies du gaz et des eaux en utilisent comme inspecteurs. Un entrepreneur de pompes funèbres en fait venir six comme croque-morts, toutes les fois qu'il y a un enterrement. Une église en a un pour souffler à l'orgue. Un entrepreneur de pompes funèbres en fait coucher un dans son bureau pour répondre la nuit. On en demande pour tondre les haies et les gazons. On en demande comme maîtres d'hôtel, pour diriger les réceptions. D'autres gardent des propriétés en l'absence des maîtres, etc.

Les Universités sont fières de ce recrutement démocratique ; elles savent qu'elles lui doivent l'esprit de travail et l'esprit d'énergie. L'Université de Yale, elle-même, pense que, si ses élèves sont les plus débrouillards (*husthlers*), c'est parce qu'elle est la plus démocratique. Un de ses administrateurs, le docteur Palmer, cita un soir, à Oxford, à un dîner, l'exemple d'étudiants de Yale, qui gagnaient leur vie et qui jouissaient non seulement du respect, mais de l'amitié de leurs condisciples.

✠ ✠ ✠

LES DRAGÉES DU DOCTORAT, A MONTPELLIER

Tout le monde sait qu'en France, on distribue encore des dragées de baptême. Cette ridicule habitude, qui doit remonter assez haut, a été aussi de mode à la Faculté de Médecine de Montpellier, au xvie siècle.

A la réception d'un docteur dans cette bonne ville, on distribuait jadis *force dragées*. — Une coutume analogue avait frappé Félix PLATTER, jeune médecin bâlois, qui avait vu là-bas une cérémonie de ce genre, en 1551.

✠ ✠ ✠

CITO, TUTO...

Une des *Notes* de René d'Argenson (1702), sur une opération de la taille :   .

« M. le maréchal de LORGE a la fièvre, et les autres circonstances qui ont accompagné l'opération qu'il a soufferte font beaucoup craindre pour sa vie. Vous scavez que cette opération a duré seize minutes, quoique trois suffisent pour l'ordinaire au frère Jacques. »

✠ ✠ ✠

EX-VOTO DE DANSEUSE

Une charmante anecdote, racontée par François Coppée, à propos de la centième de la *Korrigane*, à l'Opéra.

« En accomplissant un des tours de force choré-

graphiques qui composent son rôle, et dont plusieurs
sont vraiment périlleux, LA MAURI se blessa au pied.
Entorse ou foulure, je ne me souviens plus. Le fait
est que la pauvre « étoile », hors d'état de danser,
dut, pendant de longues semaines, rester étendue sur
un canapé, la jambe immobile. Vous devinez son chagrin, son inquiétude, son impatience de guérir. Bien
entendu, les princes de la science, les maîtres de la
chirurgie se précipitèrent — je parle sans métaphore
— aux pieds de la danseuse. Mais leurs efforts furent
impuissants, ou du moins aucune amélioration appré-
ciable ne se produisit tout d'abord.

La malheureuse jeune fille se désespérait, encore
plus énervée chaque jour par les visites des camarades, par les nouvelles du théâtre, que l'accident
mettait dans un embarras réel, par les hypocrites
condoléances des rivales, quand soudain son père,
vieil Espagnol ayant la foi naïve et superstitieuse de
sa race, déclara que les docteurs à rosette rouge n'y
entendaient rien et que, pour obtenir la guérison de
sa fille, il allait faire un pèlerinage là-bas et sus-
pendre une riche offrande à quelque autel à miracle.
L'ancien danseur — car la Mauri est une enfant de
la balle — se mit donc en route sans retard, empor-
tant, comme *ex-voto*, un petit pied en or massif. Pas
beaucoup plus petit pourtant, je le parierais, que
celui de Rosita, qui est célèbre comme tout petit,
même à Barcelone.

Pour ne pas mettre les libres-penseurs dans tous
leurs états, je me hâte de déclarer que le docteur
Labbé continua de soigner la blessée et de pratiquer
sur le pied malade de savants massages. Mais les
personnes ayant confiance dans les dévotions parti-

culières, apprendront avec plaisir que le vœu du père
de Mlle Mauri fut immédiatement exaucé. Avant
même le retour du pèlerin, elle avait de nouveau pu
chausser les coquets sabots d'Yvonnette et les faisait
joyeusement claquer sur les planches de l'Opéra, pour
le plus grand plaisir de la direction, des abonnés, de
tout le public parisien et j'ajoute, des auteurs de la
Korrigane. Quant à moi, je me suis réjoui alors, bien
entendu, de cette heureuse guérison. Mais encore, à
l'heure qu'il est, je me demande si c'est à l'art du chirurgien que je dois adresser ma reconnaissance, ou
si je ferais mieux de brûler un cierge en l'honneur de
Notre-Dame del Pilar ou de Saint-Jacques-de-Com-
postelle. »

Qui sait, ajouterons-nous, si le nom, quelque peu orthodoxe du chirurgien, l'abbé, ne fut pas pour quelque
chose dans le choix et la guérison de la superstitieuse
ballerine ?

✠ ✠ ✠

APOTHICAIRE PÉNÉTRÉ DE SA DIGNITÉ

En 1799, LABARRAQUE, qui donna plus tard son nom
à une liqueur désinfectante à base de chlorure alca-
lin, était élève chez Pelletier père, pharmacien, rue
Jacob. Vauquelin et Corvisart, qui rendaient souvent
visite à Pelletier, avaient pris le jeune élève en affection.

Une nuit, Corvisart vient sonner à la pharmacie et
remet à Labarraque une ordonnance : il s'agissait
d'une potion pour le premier Consul.

L'élève y donna tous ses soins, mais la préparation

était longue et Corvisart manifestait une certaine impatience.

— Attendez un peu, lui disait Labarraque pour le calmer ; quelques minutes de plus ou de moins n'empêcheront pas le médicament de produire son effet.

— Mais, malheureux, s'écria Corvisart, tu ignores donc que si, à quatre heures du matin, je n'arrive pas auprès du premier Consul avec ma potion, il me la jettera à la face ?

— Que dites-vous ? repartit Labarraque ; s'il en est ainsi, je ne serai jamais son pharmacien, car s'il me faisait un pareil outrage, je l'étranglerais.

✥ ✥ ✥

MAIGREUR PROVERBIALE DE PORTAL

PORTAL était long et sec, tout os et tout nerf.

On raconte de lui que, s'approchant un jour, à pas lents, d'un de ses malades qui délirait, celui-ci s'écria dans son délire : « Fantôme, que me veux-tu ? »

Sa maigreur était légendaire. Quand il fut nommé commandant de la Légion d'honneur, au mois de novembre 1829, il en reçut brusquement l'avis, ce qui lui occasionna une telle émotion, qu'un médecin présent ne put s'empêcher de dire : Certainement, il aurait eu une apoplexie, si le sang n'eût manqué »..

✥ ✥ ✥

FONTENELLE MORIBOND

Toujours philosophe et en possession de lui-même, FONTENELLE, quelques jours avant de mourir, réfléchissait sur son état, comme il l'aurait fait sur celui d'un autre : on eût dit qu'il observait un phénomène : « Voilà, disait-il, la première mort que je vois. » Et comme son médecin l'interrogeait sur ce qu'il souffrait et ce qu'il sentait, il dit : « Je ne sens autre chose qu'une difficulté d'être. »

✣ ✣ ✣

ACTES RÉFLEXES

M. de Beauveau m'a conté, est-il dit dans les *Souvenirs de la marquise de Créqui* (t. V, chap. IV), qu'on parlait un jour chez M. de BUFFON des mouvements naturels, et que c'était dans son cabinet, au Jardin du Roi :

« Il m'est impossible, dit le cardinal de Bernis, de ne pas baisser la tête lorsque je rentre dans une église. — Il y a comme cela des mouvements matériels et machinaux qu'il est impossible d'analyser et d'expliquer, observa M. Rouelle, qui était présent à l'entretien ; car enfin, Monseigneur, pourquoi les ânes et les canards baissent-ils la tête, en passant sous les portes cochères et les arcades les plus élevées ? »

NADAULT DE BUFFON, *Corresp. inéd. de Buffon*, note 3 de la p. 182.

✣ ✣ ✣

NE JOUONS PAS AVEC LE FOU

M. NECKER et Mme Necker, assistés de Mme Trudaine, autre philosophe éclairée, promenaient leur philanthropie dans la cuisine et les cabanons, les corridors et les cours de l'hôpital des fous ; c'était pour inspecter le régime alimentaire, hygiénique et curatif, de ces détenus, et c'était aussi pour y contrôler cette partie de l'administration du Ministre de la maison du Roi, M. de Breteuil.

Mme Necker faisait toujours semblant d'être convaincue que les criminels étaient des innocens et que la plupart des pendus n'avaient pas mérité de l'être ; mais elle était réellement persuadée que les trois quarts des gens renfermés aux Petites-Maisons n'étaient pas des insensés : c'étaient des infortunés sans crédit et sacrifiés à l'avidité de leurs parents dénaturés ; c'étaient quelquefois des prisonniers par lettres de cachet ; et, dans tous les cas, c'étaient des victimes de l'arbitraire ! Cette imagination de Mme Necker était sa lubie prédominante, une idée fixe, une véritable folie.

On avait parlé d'un mauvais coucheur, appelé M. Daunon de Guitry, que sa femme avait, disait-on, fait conduire à l'hôpital et loger à l'étroit, pour avoir ses coudées plus franches et le champ plus libre. Aussi la première chose que firent nos redresseurs de torts, en arrivant à Bicêtre, ce fut de se faire représenter ce malheureux époux, qui répondit à leur interrogatoire avec toute la raison, la tranquillité d'esprit et la résignation possibles. C'était, disait Mme Trudaine, un homme de 50 à 60 ans, qui paraissait très sérieux, très discret et très composé ; mais, sur toute chose, il était respectueusement formaliste : il ne proféra pas le nom de sa femme et ne la désigna pas même indirectement ; il dit seulement qu'il avait eu le cerveau dérangé, croyait-il, à la suite de plusieurs émotions pénibles, mais qu'il était guéri depuis plus de quatre ans, et qu'on abusait de l'état où il avait été, pour le retenir indéfiniment dans cette maison, afin d'administrer sans contrôle et d'user plus commodément de sa fortune, apparemment. M. le Contrôleur-Général avait les larmes aux yeux, et sa bienfaisante épouse était radieuse. On promit d'en parler directement au Roi, et M. de Guitry ne manqua pas de se confondre en actions de grâces, en remerciements les mieux mérités et les plus légitimes, on en conviendra sans difficultés. La grosse Trudaine en pleurait d'attendrissement. — Excellente amie! disait-elle — O couple unique! Précieux êtres, à qui l'on devrait élever des autels dans le temple de l'Humanité!!!

La scène avait lieu dans la grande cour de Bicêtre, auprès de la grille, et tandis que Mme Necker inscrivait sur ses tablettes, avec un crayon, les nom et prénoms du prisonnier, avec certaines dates, et sous sa dictée, M. de Guitry lui dit à l'oreille et d'un ton mystérieux : — *Savez-vous ce que je fais dans ce moment-ci?...* — Comment cela, Monsieur? — *Je pisse sur vous*, poursuivit-il avec un petit air goguenard et malicieusement familier.... Elle s'en court, et voilà qui la poursuit jusqu'à sa voiture, où M. Necker était déjà monté sur le marchepied... — *Il m'est impossible d'y résister!* s'écria la victime de l'arbitraire, en donnant au sensible M. Necker un grand coup de pied, qui le fit tomber sur le nez en travers de sa berline: — *on n'a pas deux fois une occasion pareille à celle-ci; je n'ai jamais vu postérieur aussi prodigieusement large!...*

Mme Necker aurait dû penser que tout cela n'était

pas des plus raisonnables. Pourquoi aussi M. Necker était-il doué d'un embonpoint si difforme?

Souvenirs de Mme de CRÉQUI.

✢ ✢ ✢

RÉPONSE SENSÉE D'UN ALIÉNÉ

Le comte de BUSSY, étant un jour entré aux Petites-Maisons, trouva dans la cour un homme qui lui parut moins fou que les autres. Il lui demanda quelle était la folie de la plupart des gens qui étaient enfermés. « Ma foi! lui dit-il, monsieur, c'est bien peu de chose. On dit que nous sommes fous, parce que nous sommes des misérables. Si nous étions des gens de qualité, on dirait que nous avons des vapeurs, et on nous laisserait courir les rues. »

Manuel du Voyageur à Paris, p. 173.

✢ ✢ ✢

ÉPITAPHES

〰

De Boerhaave.

Ci-gît que Galien, s'il eût pu l'écouter,
N'eût pas rougi de consulter.

〰

De Faget[1].

Tel fut le célèbre Faget,
Aîné d'un illustre[2] cadet :
Tous deux, par de brillantes cures,
En France également connus ;
De Mars l'un guérit les blessures,
Et l'autre celles de Vénus.

Alexis PIRON.

D'un médecin.

Celui dont nous pleurons le sort
Fut des médecins le modèle ;
Il combattit longtemps la mort
Et fut enfin vaincu par elle.

DEBACQ.

Hommage unique.

Un touriste passe à Berck-sur-Mer et s'arrête devant le monument du Dr PERROCHAUD.
- Il lit l'inscription :

AU DOCTEUR

Ses amis, ses malades.

Aussitôt, saisissant son carnet, il inscrit : « Rare exemple d'un médecin enterré par ses malades ! »

---

1. Élève de PETIT.
2. Chirurgien-major de la Gendarmerie.

✤ ✤ ✤

DE LA VIE A LA MORT

Le matin, lorsque *Belle et Bonne* entrait dans la chambre de Voltaire : *Bonjour, belle nature*, lui disait-il, en lui baisant respectueusement le front. *Bonjour, mon dieu tutélaire*, lui répondait-elle, en lui sautant au cou; et lorsqu'il paraissait étonné qu'elle n'eût point de répugnance à appliquer son visage de rose contre une peau flétrie, ou, comme il le disait lui-même, *contre une tête de mort*, elle redoublait ses caresses et ses embrassements : *Ah! Mademoiselle*, s'écriait-il alors, *c'est la vie et la mort qui s'embrassent!*

Duverney, *Vie de Voltaire.*

✤ ✤ ✤

SAIGNÉE NÉCESSAIRE

Cartouche et le comte de Horn furent rompus vifs sous la Régence. Ce dernier (Horn), qui avait assassiné un marchand pour lui voler son portefeuille, était allié à plusieurs maisons souveraines, et parent même du Régent, qui résista à toutes les sollicitations des propres parents du comte, en répondant énergiquement : « Quand j'ai du mauvais sang, je me le fais tirer. »

La Grange-Chancel, *Les Philippiques.*

✤ ✤ ✤

ÉLOGE SANS PRIX

Lefort, médecin de Pierre le Grand, encouragea et aida ce grand homme dans ses projets de réforme ; en apprenant sa mort, le czar s'écria : « Hélas ! je perds le meilleur de mes amis. »

✤ ✤ ✤

COQUETTERIE ULTIME

Dans sa dernière maladie, Mlle Mars avait souvent le délire. Un soir, le médecin arrive.

Elle était en proie à une fièvre ardente et rêvait tout haut ; elle parlait du théâtre, de sa mère, de sa fille, de sa nièce Georgina, de tout ce qu'elle avait aimé ; elle riait, pleurait, criait, poussait de grands soupirs.

Le médecin s'approche de son lit et lui dit : « Chère dame, calmez-vous, c'est moi ». Elle ne le reconnaît pas et continue de délirer. Il reprend : « Voyons, montrez-moi votre langue, ouvrez la bouche ». Mlle Mars le regarde, ouvre la bouche et dit : « Tenez, regardez, oh ! toutes mes dents sont bien à moi ! »

Célimène vivait encore.

V. Hugo, Choses vues.

✤ ✤ ✤

AVEUGLE GALANT

Mlle CONTAT, de la Comédie-Française, étant allée visiter les enfants nés-aveugles, l'un d'eux, le sieur Huard, lui adressa ce galant impromptu :

> Digne soutien de l'aimable Thalie,
> Sur notre sort pourquoi vous attendrir?
> S'il est quelques mortels qui maudissent la vie,
> Ce sont ceux que vos yeux ont réduits à souffrir.

BACHAUMONT, Mémoires.

❖ ❖ ❖

C'EST POUR L'ENFANT!

Son médecin habituel rencontre, un jour, Augustine BROHAN au Palais-Royal, galerie de Valois, alors qu'elle était dans un état de grossesse très avancée.

— Quelle imprudence! je vous avais pourtant défendu de sortir.

— Que voulez-vous, docteur? Il faut bien amuser cet enfant. J'allais chez Séraphin. (Séraphin tenait un théâtre de marionnettes à quelques pas de là).

❖ ❖ ❖

CHIRURGIEN CONSCIENCIEUX

MAISONNEUVE est appelé un jour près d'Orléans, pour une opération.

Arrivé à destination, il trouve le malade passé de vie à trépas.

— Que comptez-vous faire, lui demande-t-on?

— M'en retourner, tout simplement.
— Et vos honoraires?
— Le prix convenu.... 1.500 francs.
— Mais vous n'avez pas fait l'opération?
— Qu'à cela ne tienne... où est le malade?

✠ ✠ ✠

IMPAVIDUM FERIENT RUINÆ

Épictète, philosophe stoïcien, d'Hiérapolis en Phrygie, fut esclave d'Epaphrodite, affranchi de Néron.
Le philosophe parut libre dans sa servitude, et son
maître esclave, ou du moins digne de l'être. Epictète,
avec un corps petit et contrefait, avait une âme grande
et forte.

Un jour, Epaphrodite lui frappant la jambe avec
force, Epictète le pria froidement de discontinuer,
sans quoi il pourrait la lui rompre.

Le barbare redoubla de telle sorte, qu'il la lui rompit en effet. Alors le sage lui dit, sans s'émouvoir :
« Ne vous avais-je pas bien dit que vous me casseriez
la jambe? »

✠ ✠ ✠

RÉCLAME ET GALANTERIE

Benserade, rendant un jour visite à un lieutenant-
général, le trouva malade et couché. Apercevant
quelques médicaments, qui lui indiquaient le genre
de la maladie : « Comment, dit Benserade, vous ne
vous contentez pas d'avoir été mis si souvent dans
les gazettes? Vous voici à présent dans le *Mercure
Galant!* »

✛ ✛ ✛

LA VACHE DU FERMIER GÉNÉRAL

Mlle Zanuzzi, « l'amie » du fermier général Bouret, avait été soumise au régime du lait. Bachaumont nous révèle que le fermier général faisait nourrir la vache qui le fournissait avec des pois verts, coûtant cent cinquante livres le litron ; mais Bachaumont ne nous apprend pas combien la jeune personne mangeait de litrons par jour. C'est une lacune.

✛ ✛ ✛

JUGE ET PARTIES

Un jour de décembre 1740, un étranger, ayant fait marché pour avoir les prémisses de la Dlle Dazincourt, danseuse à l'Opéra, ne trouva pas avec cette jeune fille ce qu'on lui avait promis ; le seigneur réclama, disant que le marché ne pouvait être valable ; après bien des différends, on s'en rapporta à la Carton, qui décida, ayant entendu les parties, que l'homme devait savoir que, quand la toile est levée, on ne rend pas l'argent. Cette réplique eut un grand succès et la Carton resta depuis comme l'oracle de ces demoiselles de l'Académie royale de musique, toujours consultée et toujours écoutée.

Gaston Capon, *les Maisons closes au* xviiiᵉ.

✛ ✛ ✛

LE BON APOTRE

François Umeau, de Poitiers, médecin célèbre du xviie siècle, avait une femme fort aimable, mais il n'en était pas plus scrupuleux sur la fidélité conjugale : il se donnait des libertés qui excitèrent souvent le zèle des prédicateurs. On allait jusqu'à le désigner en chaire, de manière à ce qu'il ne fût pas possible de s'y méprendre. Un cordelier, entre autres, le reprit ainsi publiquement, dans un sermon sur l'adultère : « Nous apprenons qu'il y a des gens assez perdus pour s'abandonner à ce péché, bien qu'ils aient dans leurs maisons des femmes qui sont telles que nous nous en contenterions bien. »

Barbier, *Journal*, 1863, in-8, tome I, p. 305.

✣ ✣ ✣

AH! LA BELLE DÉCOUVERTE!

M. Thierri, célèbre docteur du xviiie siècle, fut un jour mandé pour soulager un homme travaillé d'une pituite violente : cet homme ne serait autre que Diderot. Il se transporte chez le malade, lui tâte le pouls, l'interroge.

Le patient ne peut répondre que par sa toux ; il est saisi d'un paroxysme épouvantable. Ses efforts lui font arracher une matière verdâtre, épaisse. Le médecin la considère attentivement pendant quelques instants ; puis, voyant que le malade est en état de lui répondre : « N'avez-vous pas, Monsieur, un état de fièvre continuelle? — Oui, docteur. — Avec des redoublements? — Oui, docteur. — Tant mieux! et un violent mal de tête? — Hélas! oui, docteur! — A merveille! Et quand vous toussez, un spasme universel? — Plaît-t-il? — C'est-à-dire un mouvement convulsif dans tous les membres? — Oui, docteur. — Ah! que je suis content! — Vous êtes content, docteur? — Oui, c'est la *pituite vitrée*, maladie perdue depuis des siècles, que j'ai le bonheur de retrouver; rien n'égale ma satisfaction. — Ah! docteur, votre air joyeux me console; vous trouvez donc que ma maladie est... — Mortelle! réplique brusquement l'Esculape. — Mortelle! Ah! ciel! que dois-je faire? — Votre testament, » lui dit M. Thierry pour toute consolation; et il le quitte, en répétant en lui-même, le long du chemin : « La pituite vitrée! que je vais surprendre agréablement mes confrères, en leur annonçant cette heureuse découverte! »

Journal de Favart, 1765.

❖ ❖ ❖

LA PASSION DE L'ANATOMIE

Le célèbre anatomiste DUVERNEY venait quelquefois à Sceaux voir la duchesse du Maine. Le bonhomme cherchait à rendre service dans cette cour à Mme de Staal, alors Mlle de Launay. La passion de cette artiste pour l'anatomie, lui persuadant que cette science fondait le vrai mérite, pour exagérer celui de sa protégée, il dit un jour, en grande compagnie, que « cette demoiselle était la fille de France qui connaissait le mieux le corps humain. »

❖ ❖ ❖

COUP DOUBLE

Anne d'Autriche, épouse de Louis XIII, étant grosse, Gaston de France le dit au prince de Guéméné. « Est-ce possible, monsieur le prince? — Rien n'est si vrai, dit Gaston, elle a senti son enfant lui donner un coup de pied. — Ce n'est pas seulement à elle, répondit le prince, mais encore à vous, monsieur.

La reine, grosse d'un prince, reculait, en effet, Gaston de la couronne.

❖ ❖ ❖

BATARD ET BATON

Le marquis de Langeac, fils naturel du duc de la Vrillière, ayant eu une rixe très vive avec un sieur Guérin, chirurgien du prince de Conty (père du dernier), Langeac menaça de le faire mourir sous le bâton. Le prince du sang, instruit de la menace faite à son chirurgien, écrivit au marquis en ces termes :

« On dit, Monsieur, que vous voulez faire mourir le sieur Guérin sous le bâton; je vous apprends qu'il est mon chirurgien, qu'il m'est fort attaché, que j'ai besoin de ses services, parce que j'ai vu beaucoup de filles et que j'en vois encore. J'ai eu des bâtards aussi bien que votre père, mais j'ai toujours veillé à ce qu'ils ne fissent point les insolents ».

❖ ❖ ❖

EN JOUANT SUR LES MOTS

Le docteur LALLEMAND, professeur à la Faculté de Montpellier, avait pour élève et secrétaire un jeune docteur, nommé Pappos, né en Grèce.

Un ouvrage ayant paru sous le titre : *Les aphorismes d'Hippocrate*, traduits par le docteur Lallemand, un professeur agrégé fit, à ce propos, l'épigramme suivante :

> Certain docteur lorrain, d'autres disent normand,
> Vient de faire imprimer, en fort beau caractère,
> Une traduction dont il se dit le père ;
> L'auteur est grec, le traducteur pourtant
> Ne sait pas plus le grec que l'*allemand*.

✤ ✤ ✤

DE PROFUNDIS

GRASSOT, ayant appris que la *Gazette des malades* venait de mourir à son cinquième numéro, dit plaisamment :

« Voilà un journal qui est allé rejoindre ses abonnés. »

✤ ✤ ✤

ESTOMAC D'ALTESSE

Un jour que le comédien anglais FOOTE amusait le foyer de l'Opéra d'une foule de saillies plus piquantes les unes que les autres, le duc de Cumberland, qu'il avait fait beaucoup rire, s'approche de lui en disant :

— Eh bien, Foote, vous voyez que je me plais toujours à avaler vos bonnes choses.

— Si cela est, reprit le comédien, je puis jurer que Votre Altesse a un excellent estomac, car je ne lui en ai jamais vu rendre aucune.

✣ ✣ ✣

PIQUANTE RIPOSTE

Le même Foote s'était attiré la haine d'un des ministres en place. Celui-ci, le rencontrant un jour, lui dit : « Apprenez-moi donc, maraud, comment vous finirez. Mourrez-vous de la vérole, ou serez-vous pendu? » Et le cabot de répondre : « Cela dépend, Excellence, de ce que j'embrasserai en premier lieu : votre maîtresse ou vos principes. »

✣ ✣ ✣

HABILE VOLTE-FACE

Voltaire faisait un jour l'éloge du célèbre médecin Haller. Quelqu'un lui dit :

— Ces sentiments sont d'autant plus beaux de votre part, que Haller dit de vous pis que pendre.

Voltaire, qui ignorait ce détail, répondit avec son fin sourire :

— Après tout, peut-être que nous nous trompons tous les deux.

✣ ✣ ✣

LOCUTION VICIEUSE

Nous sommes c... de Lorraine, c'est-à-dire *lâches et sans vigueur comme des Lorrains,*

M. de Thou, qui a rendu ces termes par ceux de *testiculati homines*, organes, selon Ambroise Paré, *qui font la paix en la maison*, les attribue dans le même sens au mignon Saint-Mégrin qui, pour témoigner la mauvaise opinion qu'il avoit du courage des Princes Lorrains, qu'on l'avoit averti qui le guettoient pour le tuer, les traita de c... *de Lorraine*, un jour que le Roy lui donna cet avis, pour l'empêcher de sortir du Louvre, le soir que le duc de Mayenne ou ceux de sa troupe le poignardèrent effectivement.

La raison pourquoi les Lorrains ne passoient pas en effet pour courageux, c'est que ceux de ce pays-là étoient en réputation d'avoir les génitoires fort grosses : et par conséquent sujettes à descendre de la brayette dans le fond des chausses : témoin Rabelais, qui dit, au livre I, ch. I, qu'il n'en falloit que trois de cette sorte pour emplir un muy, et ailleurs qu'un premier jour de Mai il trouva à Nancy le noble Valentin Viardiere, qui, pour plus gorgias être, décrotoit ses c..., étenduës sur une table comme une cappe à l'Espagnole : c'est pourquoi aussi, par une façon de parler plus commune, on appelle généralement tous les poltrons c... molles ; ce que les Italiens expriment par le mot *coglione*, d'où les François ont fait *coyon* en la même signification. *Coyon,* de l'Italien *Coglione,* c'est celui que les Athéniens appeloient λαγγοχεας; *cui semper laxus erat testiculorum sacculus,* dit M. Ménage, dans son *Dictionnaire étymologique,* où il cite ses *Origines italiennes,* au mot : *Coglione.*

✠ ✠ ✠

QUIS PATER EST?..

Quel fut le père de l'enfant qui coûta la vie à la marquise du Chatelet, à l'âge de quarante-deux ans? *Chi lo sa.* Voltaire annonçait ainsi l'événement au comte d'Argental : « Mme du Châtelet, cette nuit, en griffonnant son Newton (*Traduction des principes de Newton*, 2 vol. in 4), s'est sentie mal à son aise; elle a appelé une femme de chambre, qui n'a eu que le temps de tendre son tablier et de recevoir une petite fille, qu'on a portée dans son berceau. La mère a arrangé ses papiers, s'est mise au lit, et tout cela dort comme un ciron à l'heure que je vous parle. » Quelques jours après, la marquise succombait, sans doute à la fièvre puerpérale; mais on attribua sa mort à l'imprudence d'avoir bu un verre d'orgeat à la glace, pendant la fièvre de lait.

Cette mort si brutale n'inspira à Frédéric que cette épitaphe moqueuse :

> Ci-gît qui perdit la vie
> Dans le double accouchement
> D'un traité de philosophie
> Et d'un malheureux enfant.
> On ne sait précisément
> Lequel des deux l'a ravie.
> Sur ce funeste événement
> Quelle opinion doit-on suivre?
> Saint-Lambert s'en prend au livre,
> Voltaire dit que c'est l'enfant.

Le lendemain de sa mort, on fit courir le dialogue suivant :

Le mari. — Ce n'est pas ma faute!

Voltaire. — Je l'avais prédit!

Saint-Lambert. — Elle l'a voulu ! Que vouliez-vous qu'elle fît contre trois ?

✤ ✤ ✤

ÉVÊQUE ET COURTISANE

Voici quelques vers fort spirituels, bien qu'assez vifs, du savant évêque d'Avranches Huet, plus renommé jusqu'ici par son culte à la science que par ses amours. Ils sont adressés à la marquise de Montespan, en réponse à une invitation à dîner.

> Un barbon frileux comme moi,
> A perruque et barbe chenue,
> Ne doit pas ailleurs que chez soi
> Montrer sa mine morfondue.
>
> Votre palais est tout ouvert,
> L'on y voit l'un et l'autre pôle,
> Et l'on y sent, comme au Cap-Vert,
> Les trente-deux souffles d'Eole.
>
> Quand la bise perce les eaux
> Des rigueurs de sa froide haleine,
> Ni les bons mets, ni les bons mots,
> Ne valent pas l'ouate et la laine.
>
> Vos yeux, astres des beaux esprits,
> Font tout l'ornement de notre âge ;
> Mais la martre et le petit-gris
> M'échauffent pourtant davantage.
>
> L'on souffre plus d'une langueur
> Près de votre beauté divine :
> Si l'amour attaque le cœur,
> Le rhume attaque la poitrine.

Quand je vous conte mes douleurs,
Vous ne daignez pas y répondre :
Ce sont de nouvelles froideurs,
Et vous me laissez me morfondre.

Vous en trouverez-vous bien mieux
Si je reviens malade et triste
De ces repas délicieux
Où vous souhaitez que j'assiste ?

N'attendez donc plus mon retour
Qu'au retour des chaleurs nouvelles ;
Je n'irai vous faire ma cour
Qu'au premier vol des hirondelles.

Huet.

RÉPONSE

Non, ne vous imaginez pas
Me payer d'une vaine excuse :
Je ne sais si j'ai des appas,
Mais je hais fort qu'on me refuse.

Quoi ! de fourrures tout armé,
Lorsque pour vous la nappe est mise
Dans un lieu bien clos, bien fermé,
Près de moi vous craignez la bise !

Vous vous rempliriez comme un œuf
D'une soupe bien mitonnée,
Et d'un feu pour rôtir un bœuf
Serait à moitié cheminée.

Là, loin du mal que vous craignez,
L'on peut vivre auprès d'une dame,
Mais le froid dont vous vous plaignez
Ne se trouve que dans votre âme.

Voudrais-je mettre à l'abandon
Votre santé qui m'est si chère ?
Vous souvient-il comme à Bourbon
Mon secours vous fut salutaire ?

Là vous receviez de mes mains
Fruits, pois verts, artichauts, salades,
Tandis que tous les médecins
Les défendaient à leurs malades.

Ce dont un autre fût crevé
Hâta votre convalescence,
De mes soins, qui vous ont sauvé,
Aurai-je ainsi la récompense?

Vous viendrez, dites-vous, me voir
Au retour de la primevère?
Et moi, je vous le fais savoir,
Fuyez à jamais ma colère.

Las! malgré moi, mon cœur trop bon
Me parle de miséricorde :
Si vous venez crier pardon,
Je crains fort qu'on ne vous l'accorde.

Les vers que vous m'avez écrits,
D'un style galant et sublime,
Me font honneur; j'en sens le prix,
Et j'ordonne qu'on les imprime.

Marquise de MONTESPAN.

C'est encore le saint évêque d'Avranches qui adressait ce « poulet », sauce poivrade, à Mme de SAINT-LAURENS.

La beauté de Saint-Laurens
Les autres beautés surpasse;
L'éclat de son teint efface
Toutes les fleurs du printemps.
Pour cette jeune merveille
J'ai mille amoureux transports,
Le matin quand je m'éveille
Et le soir quand je m'endors.

HUET.

Moins passionné que Huet, c'était seulement à la première de ces heures que Fontenelle disait avoir, dans sa vie, senti quelquefois l'envie de se marier.

❖ ❖ ❖

AVARIOSE ÉPISCOPALE

Bautru dit un jour à la reine mère, que l'évêque d'Angers était saint et qu'il guérissait de la v..... L'évêque le sut et s'en plaignit : « Eh! comment l'aurais-je dit? s'écria Bautru, il en est encore malade. »

❖ ❖ ❖

LEÇON DE CHOSES

Un jour, M. de Jouy exaltait devant Raymond Brucker les conquêtes de la science moderne et, en particulier, les merveilleuses découvertes de la phrénologie. Comme il lui disait : « La dimension du crâne est un indice certain des proportions de l'intelligence », Brucker, qui avait une tête énorme, prit son propre chapeau et l'enfonça vivement jusqu'au menton du respectable M. de Jouy : « Monsieur, lui dit-il, vous avez parfaitement raison. »

❖ ❖ ❖

UNE ENVIE DE FEMME ENCEINTE

Ceci se passait en 1729, *tra los montes*.

Une dame enceinte, d'un rang élevé, qui ne pouvait se rendre au théâtre, déclarait hautement que l'envie d'un air de Mme Mingotti la tourmentait nuit et jour, que cette envie mettait en péril l'espoir d'une illustre maison : Farinelli fut inexorable.

Les Espagnols ont un respect religieux pour ces affections involontaires et déréglées, pour ces envies de femme grosse, que plusieurs regardent, à tort, comme fantastiques. Le mari de la dame se plaignit au roi de la rigueur inhumaine du directeur de l'Opéra, qui, disait-il, causerait la mort de la mère et de l'enfant, si sa Majesté n'interposait sa volonté royale. Ferdinand accueillit avec bonté la requête de cet époux alarmé pour sa géniture, il ordonna que Mme Mingotti recevrait la dame chez elle, et fut obéi. Les désirs de la dame étant satisfaits musicalement, sa Majesté sauva l'enfant du danger de porter un air italien écrit sur sa figure en caractères indélébiles.

CASTIL-BLAZE, *Théâtres lyriques de Paris.*

✢ ✢ ✢

LA MÉDECINE DANS

les Tribunaux comiques

DE

Jules MOINAUX[1]

---

1. Cinq séries. Flammarion et Vaillant, édit. Ce fantaisiste et imaginatif rédacteur de la *Gazette des Tribunaux* est le père de COURTELINE, l'auteur des *Ronds de cuir* et de *Boubouroche*, lequel a de qui tenir. Lire *Les inspirations et l'art de Courteline*, par Jacques VIVENT, 1 vol. Prix 2 fr. (La Maison française d'art et d'édition, 37, rue Falguière). L'auteur a étudié la technique et les procédés artistiques de ce peintre de mœurs, en même temps que psychologue avisé.

BIZARRERIES DES ENVIES DE FEMMES GROSSES

Les hommes de science sont souvent appelés à se prononcer sur l'irresponsabilité de gens inculpés de faits délictueux, et dont l'état mental semble mériter examen ; mais, bien que la Faculté ait, depuis long-temps, admis les fantaisies anormales des femmes dans la position dite intéressante, il est sans exemple qu'un savant ait été consulté par la justice, à l'occasion de vols qualifiés « envies » par celles qui les ont commis.

Les Tribunaux n'acceptent donc jamais une semblable excuse ; tout au plus, selon les circonstances, modèrent-ils notablement la peine encourue.

Est-ce le cas de la femme Pivert ? Nous allons voir.

M. LE PRÉSIDENT. — A la suite d'un vol que vous avez commis dans les magasins du Louvre, on a fait une perquisition à votre domicile, et on a trouvé trois parapluies, deux petits coffrets, une pièce de dentelle, un fichu et un manchon, qui ont été reconnus comme ayant été volés dans cet établissement. Qu'avez-vous à dire ?

LA PRÉVENUE. — Que ces messieurs aient l'obligeance de jeter un œil sur l'état avancé que je suis.

M. LE PRÉSIDENT. Eh bien !

LA PRÉVENUE. — Eh bien, monsieur, tout le monde sait que quand une femme est dans cet état-là, ça lui donne des envies d'avoir un tas de choses qui lui passent par la tête.

M. LE PRÉSIDENT. — Des parapluies ?

LA PRÉVENUE. — Monsieur, c'est connu que quand la mère ne se satisfait pas, son enfant en est marqué.

M. LE PRÉSIDENT. — Marqué d'un parapluie?

LA PRÉVENUE. — Je ne dis pas ça, mais je connais un jeune homme, que je peux le faire venir si vous voulez; il viendra, même par le plus beau temps, avec un parapluie; il vous dira qu'étant tout petit, quand on lui demandait ce qu'il voulait pour ses étrennes, il demandait un petit parapluie. Pour son Noël, il priait le petit Jésus de lui jeter un petit parapluie; il voulait un parapluie pour aller à l'école, et toute sa vie il n'a pas cessé d'en porter un : tout ça, parce que sa mère étant grosse de lui avait eu envie d'un parapluie, et que le père n'avait pas voulu lui en acheter un, vu qu'il en avait déjà trois à la maison, et que ce pauvre jeune homme, on se fiche de lui avec son parapluie, et que ça l'empêche même de se marier; mais c'est plus fort que lui, il veut se déshabituer de son parapluie, il ne peut pas.

M. LE PRÉSIDENT. — Et le manchon?

LA PRÉVENUE. — Ah! le manchon, monsieur, ça, je peux vous dire que je connais une dame qui en avait envie d'un, étant comme moi; elle n'a pas pu l'acheter, étant gênée; monsieur, elle a eu un enfant qui est venu au monde avec une grosse tignasse en martre zibeline; heureusement pour lui, il est mort. Mais tenez, il y a une autre dame, la dame d'un ébéniste; elle, c'était qu'elle avait envie de voir la lune dans le télescope et de manger des asperges à réveillon, que s'étant trouvé que le temps avait été couvert pendant deux mois, et qu'il n'y a pas d'asperges à Noël, son pauvre garçon est venu au monde avec une lune d'un côté et une petite asperge de l'autre,

M. LE PRÉSIDENT. — En voilà assez, asseyez-vous !
Telles sont les explications de la femme Pivert. Si invraisemblables qu'elles paraissent, rappelons-nous que la même excuse de l'envie a été, autrefois, fournie par une femme prévenue d'avoir volé une demie-voie de bois, en détail; ce qui avait motivé cette réflexion de M. le président : Une demie-voie de bois ! bûche par bûche ! une envie qui a duré cinq mois ! Vous ne ferez jamais accroire cela au Tribunal.

A quoi la prévenue répondait très judicieusement : Si le Tribunal était en ma position, il comprendrait cela.

C'est justement parce qu'il ne pouvait pas comprendre cela, qu'il condamna la femme au bois, et c'est pour la même raison qu'il a condamné la femme Pivert à trois mois de prison[1].

✧ ✧ ✧

TRAITEMENT ÉGALITAIRE

Le docteur Lecoq, ayant été appelé à la cour, pour consulter sur la maladie de FRANÇOIS Ier, roi de France, qui était atteint du mal vénérien, s'opposa fortement à l'avis de Fernel, qui ne voulait se servir d'autre remède que de son opiat anti-vénérien, et il insista sur l'usage des frictions mercurielles, comme le moyen le plus prompt et le plus efficace, en disant au même Fernel :

« C'est un vilain qui a gagné la vérole : *frottetur*

1. Lire : Première série des *Tribunaux comiques*, p. 13 : *Les envies d'un mari de femme grosse.*

« comme un autre et comme le dernier de son
« royaume, puisqu'il s'est gâté de la même manière ».

Cela fut rapporté au roi, qui n'en fit que rire et lui
en sut bon gré.

✤ ✤ ✤

AU DIEU DE LA MÉDECINE ET DE LA POÉSIE

Gendron se retira à Auteuil, dans la maison qui
avait appartenu à Boileau. Pendant une visite au célèbre médecin du Régent, Voltaire fit cet impromptu :

> C'est ici le vrai Parnasse
> Des vrais enfants d'Apollon.
> Sous le nom de Boileau, ces lieux virent Horace,
> Esculape y paraît sous celui de Gendron.

✤ ✤ ✤

TRAIT D'AMITIÉ CONFRATERNELLE

Freind, ami du célèbre Mead, et premier médecin
de la reine d'Angleterre, ayant assisté au Parlement,
en 1722, comme député du bourg de Launceston,
s'éleva avec force contre le ministère.

Cette conduite le fit accuser de haute trahison, et
renfermer, au mois de mars, à la Tour de Londres.

Environ six mois après, le ministre tomba malade
et envoya chercher Mead, qui, après s'être mis au fait
de la maladie, dit au ministre qu'il répondait de sa
guérison, mais qu'il ne lui donnerait pas seulement
un verre d'eau, tant que Freind, son ami, ne serait
pas sorti de la Tour. Le ministre, quelques jours
après, voyant sa maladie augmenter, fit supplier le roi

d'accorder la liberté à Freind. L'ordre expédié, le malade crut que Mead allait ordonner ce qui convenait à son état, mais le médecin persista dans sa résolution, jusqu'à ce que son ami fût rendu à sa famille. Après cet élargissement, Mead traita le ministre et lui procura, en peu de temps, une guérison parfaite.

Le soir même, il porta à Freind environ 5.000 guinées, qu'il avait reçues pour honoraires, en traitant les malades de son ami pendant sa détention, et l'obligea à recevoir cette somme, quoiqu'il eût pu la retenir légitimement, puisqu'elle était le fruit de ses peines.

Dr CABARET.

✠ ✠ ✠

UNE FEMME BIEN MALHEUREUSE

Une des dissertations d'Antoine de Jussieu, publiées dans les *Mémoires de l'Académie des Sciences*, avait pour sujet une jeune fille venue au monde privée de langue, et qui pourtant avait trouvé le moyen de se faire parfaitement comprendre. C'est à cette occasion que parut l'épigramme :

Qu'une femme parle sans langue,
Et fasse même une harangue,
Je le crois bien ;
Qu'avec une langue, au contraire,
Une femme puisse se taire,
Je n'en crois rien.

✠ ✠ ✠

MÉDECIN-VÉTÉRINAIRE

Le duc de Rohan, celui qui mourut en 1638 des blessures qu'il avait reçues à la bataille de Rheinfeld, voyageant en Suisse, et se trouvant indisposé, demande un médecin. On lui amène le plus habile du canton, le docteur Thibaud, — Votre visage ne m'est pas inconnu, lui dit le duc. — Cela se conçoit, monseigneur, puisque j'ai eu l'honneur de servir dans votre maison. — Et en quelle qualité? — En qualité de maréchal. — Et vous voilà médecin? — Tout comme un autre. — Mais comment traitez-vous vos malades? — Comme je traitais les chevaux de votre Altesse : il en meurt quelque-uns, à la vérité, mais beaucoup guérissent. Ainsi, de grâce, monseigneur, ne me décelez pas, et laissez-moi gagner ma vie avec messieurs les Suisses.

✣ ✣ ✣

DÉVOTION ACCOMMODANTE

Louis XV dit un jour, avec le plus grand sang-froid, à Mme de Mailly, sa maîtresse : « Je ne suis pas fâché de souffrir de mon rhumatisme, et si vous en saviez la raison, vous ne la désapprouveriez pas. Je souffre en expiation de mes péchés. » Et cependant, il passait avec Mme de Mailly la nuit suivante. Rien n'était donc si triste que ces petits soupers, quand les repentirs du roi le tourmentaient et, depuis la mort de Mme de Vintimille, jamais il n'y faisait gras les jours prohibés. Une autre fois, se trouvant malade et réduit, le soir à souper de lait, il persista, le matin, à faire maigre un jour d'abstinence, en disant : « il ne faut pas commettre des péchés de tous les côtés ».

Mémoires du duc de Richelieu.

✠ ✠ ✠

DEXTÉRITÉ FINANCIÈRE

Sous le ministère de l'abbé Terray, qui était si fécond en ressources financières, à l'époque même où il grevait les rentes de trois vingtièmes, un garde du corps, par suite d'un pari, avala un écu. La pièce s'étant arrêtée au passage, le malheureux était en grand danger, et l'on ne savait trop que tenter pour le tirer d'affaire. Comme on parlait devant Louis XV de l'embarras où se trouvaient les chirurgiens : « Ce n'est pas à eux qu'il faut s'adresser, dit le duc d'Ayen. — Et à qui donc, reprit le roi. — Sire, à votre ministre des finances. Que Votre Majesté le charge de cette opération : il mettra d'abord sur cet écu un premier vingtième, puis un second, puis un troisième ; et, de vingtième en vingtième, il le réduira, comme il a fait des nôtres, à si peu de chose, qu'il pourra passer par les voies ordinaires. »

✠ ✠ ✠

VOUS ÊTES ORFÈVRE, M. JOSSE !

A l'une des premières séances de l'Assemblée Constituante, comme il s'agissait d'élire un président, Mirabeau prit la parole, pour indiquer à ses collègues les conditions de caractère et de talent que devait offrir celui qui serait appelé à l'honneur de présider l'Assemblée.

Il s'exprima de telle manière qu'il était impossible de ne pas le reconnaître lui-même dans le portrait qu'il venait de tracer.

M. de Talleyrand, avec sa finesse habituelle, ne put s'empêcher de dire :

— Il ne manque qu'un trait à ce que vient de dire M. Mirabeau : c'est que le président doit être marqué de la petite vérole.

On sait que Mirabeau était grêlé comme une écumoire[1].

✠ ✠ ✠

LA SURDITÉ EST PARFOIS UN BIENFAIT

Une demoiselle, un peu galante et encore plus bavarde, faisait un jour mille questions à MONTESQUIEU, sans qu'il répondît à aucune. Ce grand homme, enfin impatienté, saisit le moment où elle lui demandait ce que c'était que le Bonheur : « Le Bonheur, lui dit-il, c'est la fécondité pour les Reines, la stérilité pour les filles, et la surdité pour ceux qui sont auprès de vous ».

✠ ✠ ✠

GRANDEUR D'AME

Alexandre le Grand, à qui l'on avait écrit que son médecin voulait l'empoisonner, dans un remède que ce

1. L. LOIRE, *Anecdotes sur la vie littéraire.*

héros allait prendre en avalant le breuvage, lui remit la lettre qui lui donnait cet avis.

Le flegme que fit paraître le duc de Guise, dans une occasion toute semblable, égale assez celui d'Alexandre. Dans les troubles de Naples, où ce prince commandait, un homme fut plus que soupçonné de vouloir l'empoisonner ; il allait être mis en pièces par la populace, lorsque le Prince courut au quartier de l'officier accusé, lui demanda du pain, du vin, des confitures, puis mangea et but avec lui devant tout le monde, pour convaincre l'assemblée, par ce procédé, que c'était à tort qu'on avait accusé cet officier, qui depuis lui fut très fidèlement attaché.

✠ ✠ ✠

MOT ATTRIBUÉ A DUFAURE

Dans les commencements de 1851, DUFAURE se rend un matin à l'Elysée et trouve le Président de la République préoccupé, soucieux.

— « Vous me voyez dans l'enfantement d'un ministère, dit Louis-Napoléon au visiteur.

— Pourvu que le nouveau-né ne vienne pas par l'opération césarienne, » riposta en nasillant l'ancien et futur ministre.

✠ ✠ ✠

FACÉTIE DE BAUTRU

La reine Marie-Thérèse, quelque temps après son mariage avec Louis XIV, engagea BAUTRU à lui présenter sa femme; Bautru s'en excusa en alléguant qu'elle était fort sourde. Enfin il cède, et amène la comtesse, à laquelle il avait persuadé que S. M. n'entendait que difficilement. La reine commence la scène en criant à pleine tête, et Mme Bautru répond sur le même ton. Le grand roi, que Bautru avait mis du secret, riait de ce rire inextinguible dont Homère a fait le partage des immortels. A la fin, la reine, qui s'en aperçut, dit à son interlocutrice : « N'est-il pas vrai, madame, que Bautru vous a fait croire que j'étais sourde ? Le méchant ! il m'avait dit la même chose de vous. ».

✤ ✤ ✤

MÉPRISE DE FAGON

Guillaume III, roi d'Angleterre, ayant fait consulter Fagon, premier médecin de Louis XIV, sur sa maladie, sous le nom d'un curé : « Ce curé, répondit Fagon, n'a plus à songer qu'à mourir. »

D'autres ont prétendu que Fagon dit « que le curé n'avoit plus qu'à recevoir l'Extrême-Onction ». Ce qui rendoit la méprise du médecin très plaisante.

✤ ✤ ✤

UN VŒU EXAUCÉ

Le Régent aurait appris avec joie la mort de son ministre, le cardinal Dubois.

Le jour qu'on lui fit l'opération, l'air, extrêmement chaud, tourna à l'orage et ce prince ne put s'empêcher de dire : « J'espère que ce temps-là fera partir mon drôle. »

✜ ✜ ✜

A PROPOS D'HONORAIRES

Il nous revient en mémoire, à ce propos, que, dans la seconde moitié du dernier siècle, un célèbre docteur parisien, professeur, académicien, pleinement digne d'ailleurs de sa réputation, reçut un jour de Naples ce télégramme :

« Pouvez-vous venir pour consultation très urgente et à quelles conditions ? »

Réponse immédiate :

« Je suis à votre disposition. Conditions : 25.000 francs. »

A quoi un deuxième télégramme napolitain riposta :

« Conditions acceptées. Venez de suite ».

Le célèbre professeur arriva à Naples le surlendemain… pour trouver le client trépassé et palper les 25.000 francs, que les héritiers payèrent sans la moindre difficulté.

Un journal de Paris, très informé, racontant l'affaire, avait divulgué le nom du médecin d'une façon ingénieuse. Il disait ceci ou à peu près :

« Au télégramme d'acceptation, notre docteur prend sa *trousse au* plus vite, boucle sa valise et se fait conduire à l'express. »

Et le journaliste ajoutait :

« Si vous voulez savoir qui est ce médecin, relisez cet article : son nom y est imprimé en toutes lettres. »

C'était, en effet, le docteur Trousseau, le disert professeur, l'incomparable clinicien, à la mémoire de qui la Ville de Paris a rendu hommage, en donnant son nom à un hôpital d'enfants.

✣ ✣ ✣

LE DILEMME DE M. JOURDAIN

M. JOURDAIN. — Je vous ai dit cent mille écus, si vous la guérissez ou si vous la tuez.

— L'avez-vous guérie?

DIAFOIRUS. — Hélas! non.

M. JOURDAIN. — L'avez-vous tuée?

DIAFOIRUS. — Monsieur!

M. JOURDAIN. — Alors je ne vous dois rien.

✣ ✣ ✣

SINGULIER REMÈDE DE L'HYDROPISIE

Quelque temps après la bataille de Fontenoy, Louis XV, félicitant le maréchal de SAXE sur cet heureux événement, lui dit : « Monsieur le maréchal, vous gagnez plus à cette bataille que nous tous; car vous étiez enflé par tous les membres, et maintenant vous jouissez de la meilleure santé ».

Le maréchal de Noailles, qui était présent, répondit au roi : « Il est vrai, Sire, M. le maréchal de Saxe est le premier homme du monde que la gloire ait désenflé ».

✣ ✣ ✣

AVANTAGES DE LA MALADIE

VITELLIUS mina sa santé au milieu des excès qui enlevaient presque tous ses compagnons de débauches. Un d'entre eux, nommé Vibius Crispus, étant tombé malade et empêché par cette indisposition de se trouver aux festins de Vitellius, dit agréablement : « Je serais mort, si je n'avais été malade ».

L. Nicolardot, *Hist. de la table.*

❖ ❖ ❖

LAPSUS LINGUÆ

Une dame voulant dire à Law : « Faites-moi une concession », s'écria : « Ah! Monsieur, faites-moi une conception ». M. Law répondit : « Madame, vous venez trop tard, il n'y a pas moyen à présent ».

Mémoires de la Princesse palatine.

❖ ❖ ❖

CALEMBOUR DE TAILLE

L'archevêque de Paris, Christophe de Beaumont, fut taillé de la pierre sur la fin de sa vie. Le fameux frère Côme, chargé de cette opération, eut un plein succès. Les Parisiens firent courir le bruit que le prélat refusait de payer son chirurgien, sous le prétexte que *le clergé était exempt de payer la taille.*

❖ ❖ ❖

UN ACCIDENT DU TRAVAIL

Tallemant des Réaux raconte qu'un jour où Mme Cornuel avait trop fait attendre le marquis de Sourdis, celui-ci, pour se désennuyer, engrossa sa femme de chambre. Elle ne la chassa point, la fit accoucher secrètement, et entretint l'enfant, en disant : « Il a été fait à mon service ».

TALLEMANT, *Hist. de Madame Cornuel*, t. IV, p. 231.

✢ ✢ ✢

SUPERSTITION DE LOUIS XI

LOUIS XI craignait tant la mort que, dans les prières qu'il ordonnait continuellement, il ne voulait pas que l'on demandât pour lui autre chose à Dieu que la santé. Ayant fait faire un vœu à saint Eutrope, comme le prêtre joignait la santé de l'âme à celle du corps, le roi lui dit :

— N'en demandez pas tant à la fois, de peur de vous rendre importun ; contentez-vous d'obtenir, par les mérites du saint, la santé du corps, pour aujourd'hui.

✢ ✢ ✢

UNE RÉMINISCENCE DE CORNEILLE

CORVISART déplorait dans un cercle la mort prématurée du D' Backer :

« Ce n'est pas manque de soins s'il est mort, disait-il, car pendant les derniers jours de sa maladie, nous ne l'avons pas quitté, Hallé, Portal et moi.

Hélas ! interrompit Sieyès,

Que vouliez-vous qu'il fît contre trois ?

Qu'il mourût....

✤ ✤ ✤

AMNÉSIE ÉPISCOPALE

M. de Bonnac, évêque d'Agen, étant allé à la campagne chez un de ses amis, son postillon se laisse tomber du haut d'un grenier à foin sur le pavé. Tout le monde court au secours du malheureux, qui était tout fracassé. « Allez chercher un chirurgien, criait-on. — Eh non! dit naïvement l'évêque dans le plus grand effroi, cet homme se meurt; vite un prêtre; amenez un prêtre. — Et vous, monseigneur, ne l'êtes-vous pas? répondit quelqu'un qui était plus de sang-froid. — Ah! c'est vrai, je n'y pensais pas », répliqua le prélat, à qui l'excès du trouble avait fait oublier son caractère.

✤ ✤ ✤

RÉFLEXION D'AUGUSTE

Auguste aimait fort Virgile et Horace. Ils étaient presque tous les jours à sa table, et ce prince les faisait toujours asseoir à ses côtés. Or Virgile, dit-on, avait l'haleine fort courte, et Horace avait une fistule lacrymale, si bien qu'Auguste disait quelquefois en plaisantant : *Ego sum inter suspiria et lacrymas* ». (Je suis entre les soupirs et les larmes).

✤ ✤ ✤

UNE CRITIQUE QUI EST UN ÉLOGE

Le frère du célèbre chimiste Rouelle avait fait une maladie très grave, dont Bordeu l'avait parfaitement guéri. Le traitement, quoique couronné de succès et conforme aux principes de l'art, avait déplu à notre chimiste, qui ne parlait jamais qu'avec fureur de ce grand médecin. Un jour, dans sa ridicule colère, il dit : « Bordeu n'est qu'un ignorant et un détestable praticien. Tenez! il a tué mon frère que voilà ».

✢ ✢ ✢

ESPRIT ET BONTÉ DE DÉJAZET

— Vous regardez ces deux rides que j'ai au coin des joues, disait un soir DÉJAZET, et vous croyez que c'est la vieillesse. Et bien, non, *c'est d'avoir trop ri.*

Castellane mentionne, dans son *Journal*, la tragique aventure de deux puisatiers et rapporte, à ce sujet, une anecdote, peu connue, sur la même DÉJAZET.

Giraud, un des puisatiers, enfin retiré de son trou, recevait les premiers soins d'un médecin, et celui-ci, pour commencer, s'était mis en devoir de panser plusieurs blessures légères, que le pauvre diable avait aux jambes.

« Un moment après qu'on eut porté Giraud dans un pavillon voisin, à sa sortie du puits, raconte Castellane, le médecin Fouquet, n'ayant pas assez de linge, s'impatientait de ce que celui qu'il avait demandé n'arrivait pas. Mlle Déjazet, l'actrice qui donnait en ce moment des représentations extraordinaires à Lyon, se trouvait près du pavillon; elle ôta sur le champ un de ses jupons et le donna, ainsi que celui

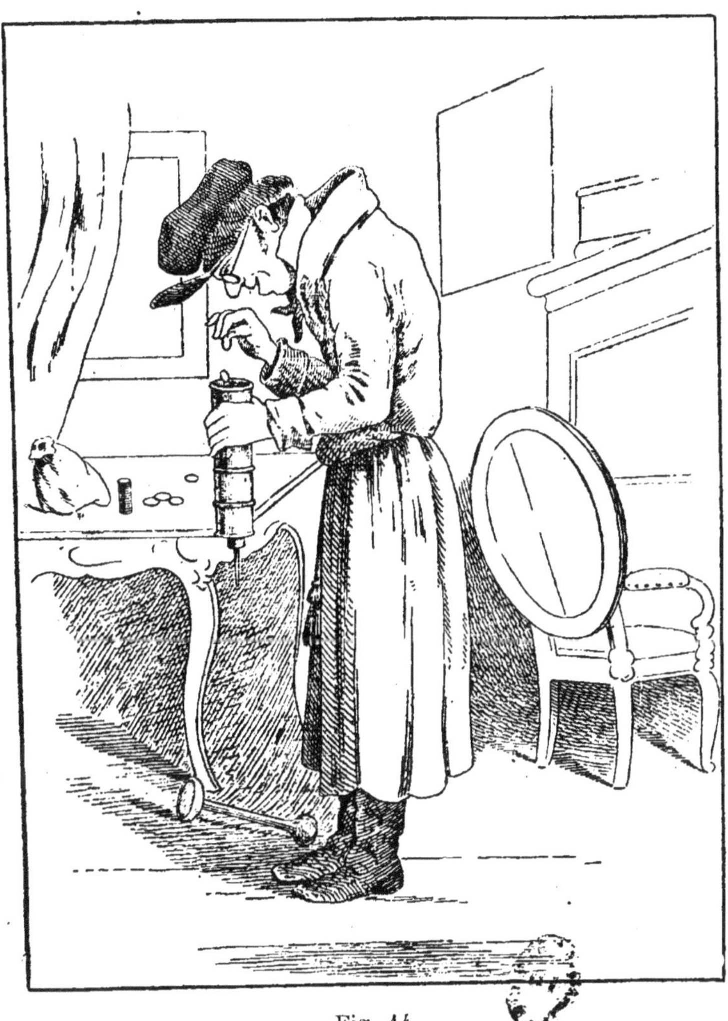

Fig. 14.

Le peureux. « Ils ne se douteront pas de la cachette. »[1].

1. L'avare ne possède pas son bien qui le possède. Bion.

d'une femme qui l'accompagnait. Le médecin Fouquet, en me le racontant, a ajouté : « Deux très beaux jupons, ma foi ! »

Ce petit trait représente bien l'excellente actrice telle qu'elle était, sans morgue, sans pose, et par-dessus tout, spirituelle et bonne. Saint-Martin n'avait donné que la moitié de son manteau ; elle déchira ses dessous tout entiers, et quels dessous, au dire du docteur Fouquet !

Vingtrinier, La légende de Castellane.

✠ ✠ ✠

COQUILLES OU MALICES DE TYPOS

Un auteur, qui avait écrit un ouvrage sur l'*Aliénation mentale*, l'avait terminé, en forme de conclusions, par une citation assez longue de Pinel. Quand on lui soumit l'épreuve de la dernière feuille à correction, il n'y trouva aucune faute à relever et apposa son bon à tirer. On avait seulement oublié de mettre des guillemets, suivant l'usage, aux passages empruntés à Pinel, et il se contenta de mettre en marge : *Il faut guillemeter tous les alinéas.*

L'ouvrage est tiré, broché ; on lui apporte le premier exemplaire. Il le parcourt, comme tout bon auteur, avec un sourire de satisfaction. Il arrive à la dernière page. Horreur ! ses cheveux se dressent. L'ouvrage se terminait par cette conclusion personnelle, succédant aux conclusions de Pinel.

« *Il faut guillotiner tous les aliénés !* »

Cette substitution de lettres évoque cette autre coquille, citée par Larousse :

Les mots sont les singes (pour *signes*) *de nos idées.*

Pierre Pic rappelle cette « plainte adressée au typo », au sujet d'une coquille plus croustilleuse :

> Que pensera de moi mainte dévote ?
> Dans un missel je croyais avoir lu :
> *Le prêtre ici retire sa calotte*
> Et pour un a tu m'avais mis un *u.*

~~~

La Semaine Littéraire a cité quelques exemples fameux de coquilles.

« On demande une jeune institutrice suisse pour l'*étrangler* (étranger). — Le maire est *risible* (visible) tous les jours de deux à quatre heures. — Cette mère tenait ses deux enfants dans son *groin* (giron). — M. le comte de... vient d'être *dévoré* (décoré) par le bey de Tunis. — La Compagnie des Mines de... s'est enrichie de trois nouveaux *filous* (filons). — Compartiment des dames *soules* (seules). — Le malheureux a rendu son dernier *souper* (soupir) entre mes bras. — Les habitants ne pouvaient éteindre le feu ; plus heureux, les pompiers y ont *roussi* (réussi) dix minutes après leur arrivée. — L'amour du *sucre* (lucre) rétrécit l'âme. — Le *Jupon* (Japon) vient de se soulever. — On a vu des rois *épousseter* (épouser) des bergères. — Il faut savoir se *traire* (taire) à propos. »

✠ ✠ ✠
~~~

L'ÉTERNEL FÉMININ

N'en déplaise à ceux qui croient que la science doit toujours avoir un visage morose, Charcot eut quelquefois le mot pour rire. Un de ses internes lui annonce qu'une hystérique du service, forte comédienne, a continuellement des syncopes « Mettez-la devant un miroir, ordonne le maître; je suis sûr qu'elle *ne se trouvera pas mal!*. »

✤ ✤ ✤

LUMBAGO PAR TROP DE COURBETTES

Lorsque Rayer, médecin courtisan, publia son *Traité des maladies des reins*, Pajot écrivit :

L'intrigue et la platitude
Font courber l'homme coup sur coup;
Or, si des maux de reins il a fait une étude,
C'est qu'il en avait eu beaucoup.

Gaz. anecd., 1896, p. 424.

✤ ✤ ✤

PRENONS GARDE DE REVERDIR!

Le Dr VINGTRINIER, président de l'Association des médecins de la Seine-Inférieure, décédé depuis longtemps, venait de se remarier, à l'âge de 60 ans, avec une femme jeune et belle et séduisante. D'où, pour lui, un regain de virilité éphémère.

Il rencontre son vieux camarade et ami, le Dr Morel, l'aliéniste bien connu, de Saint-Yon :

— Comment va, cher confrère? Tu es radieux; et le nouveau ménage?

— Oui... Je suis heureux, et, je puis te le dire, je rajeunis... Je reste vert, comme le chêne.....

— Oui...., répond sarcastiquement Morel.., oui... comme un chêne dont le gland tombe.

✠ ✠ ✠

ESPRIT DE CONGRESSISTES

A un récent Congrès de médecine, on s'est quelque peu égayé.

A un moment, parlant du Congrès de médecine de Liège, M. le professeur Debove dit :

« — En parlant de Liège, un mot me vient naturellement à la bouche... »

Un étudiant, juché sur les hauts gradins de l'amphithéâtre, crie, au vol :

« — Bouchon! »

Il obtint un franc succès.

Inutile de dire que le mot qui venait à la bouche de M. Debove n'était pas celui-là, mais on ne sut lequel.

M. Letulle fut encore plus fâcheusement inspiré.

« J'ai, dit-il, une observation clinique, qui semble s'être présentée exprès pour ce Congrès : il y a huit jours, revenant de vacances, *j'eus la joie* de faire une autopsie... »

Ce « J'eus la joie » fit celle de l'assistance.

On parlait des « portes d'entrée de la tubercu-
lose ». M. Kuss disait : « Le bacille entre par les poumons. »

M. Vallée, lui, soutenait qu'il entrait par l'estomac.

Sur quoi, un congressiste d'opiner à son tour :

« Que ce soit par l'estomac ou par les bronches,
c'est toujours par la bouche qu'il pénètre... »

Mais alors, voici que d'autres « portes d'entrée »
du bacille sont signalées. Alors un médecin de s'écrier :

« — C'est bien simple, puisque le bacille pénètre
par tant de portes d'entrée, il n'y a qu'à mettre des
sentinelles à toutes les portes! »

✠ ✠ ✠

RÉFLEXIONS DE CENTENAIRE

Quelques jours avant sa mort, CHEVREUL venait,
dans la rue, d'être bousculé par deux croque-morts ;
un passant s'empresse à son secours :

— Excusez, dit-il, la mauvaise humeur de ces
messieurs : il y a si longtemps que je les fais attendre !

✠ ✠ ✠

LA DENT D'AUGUSTINE BROHAN

Mme ALLAN et Mme JUDITH avaient, paraît-il, eu
recours à l'aide d'un dentiste. Leur camarade Aug.
Brohan, les voyant causer toutes les deux, laissa échapper ce propos : « Je gage qu'elles échangent une dent
contre moi. »

18

❖ ❖ ❖

SOUVENT FEMME AVARIE...

On parlait un jour, devant Aurélien Scholl, d'une femme célèbre, en des temps anciens, dans la galanterie parisienne, et que l'on soupçonnait d'être atteinte d'une maladie... mystérieuse.

— Je l'ai connue, dit Scholl. Je l'ai même beaucoup aimée. Pendant longtemps, je n'eus qu'un rêve : posséder cette femme et mourir ! Eh bien, je l'ai eue... et je n'en suis pas mort.

❖ ❖ ❖

DERNIÈRES PAROLES DE BRESSANT

Madeleine Brohan eut la douleur d'assister aux tortures du pauvre Bressant et de suivre, jour par jour, l'effondrement de son talent et de sa santé. Quand il revint de Russie et qu'il reparut dans lord Bolingbroke du *Verre d'eau*, il tint, pendant toute la représentation, sa main dans la poche de son gilet, pour en dissimuler le tremblement maladif... Bientôt, il dut se retirer à Nemours ; on le mit dans une petite voiture : il jouait aux dominos pour se distraire ou, plus exactement, son domestique y jouait pour lui. Et l'infortuné n'était pas paralysé du cerveau ; il se rendait compte de son état ! La première fois que Madeleine Brohan alla lui rendre visite, lorsqu'il aperçut la charmante femme dont il avait été si longtemps, sur la scène, l'amoureux et le compagnon de gloire, un désespoir lui vint de sa jeunesse perdue ;

de grosses larmes roulèrent sur ses joues livides. Et comme Madeleine, elle-même très émue, les essuyait, il murmura ces paroles atroces, ces paroles d'agonie :
— *Je me pleure!*

Gaz. anecd. 1896.

✧ ✧ ✧

CARICATURES ANGLAISES

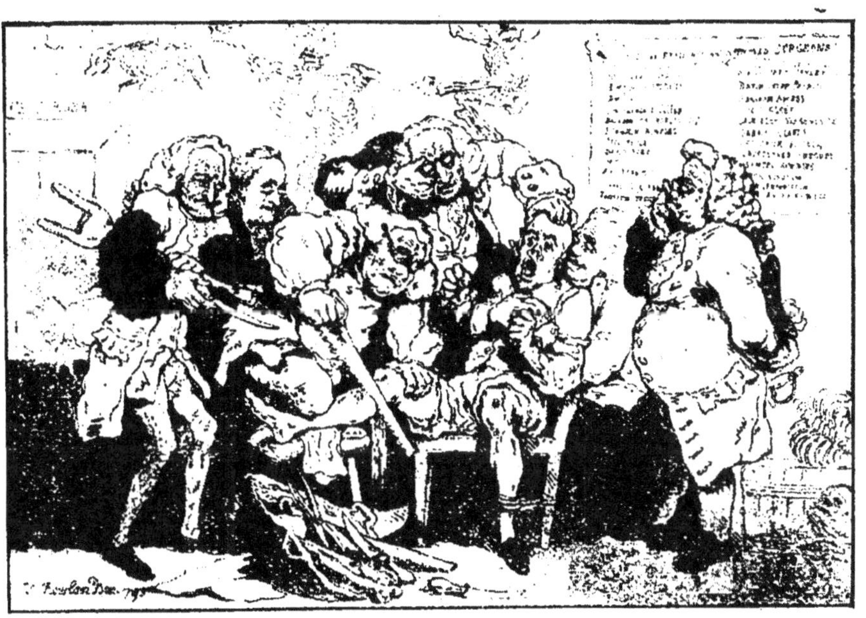

Fig. 15. — Amputation, par ROWLANDSON.

L'Angleterre n'a pas toujours été le pays du splenn et de la pudicité outrancière ; les deux satires graphiques contre le monde médical, que nous reproduisons ci-contre, suffiront à le rappeler.

L'une (fig. 15) est due au crayon humoristique de J. Rowlandson, et met en scène ou plutôt sur la sellette, des célébrités chirurgicales de la fin du xviiie siècle ; l'autre (fig. 16) est anonyme, et fait allusion à l'imposture d'une vieille intrigante qui, en septembre 1814, se vantait d'être enceinte par miracle et se faisait passer pour prophétesse. Sur son postérieur, on lit : *64 ans, extrémité pointue du blasphème et de la corruption, cachetée et prète à éclater.* Elle lève ses cottes par devant, pour subir l'inspection de trois médecins, transformés en « voyeurs », à l'œil ribolant.

L'un dit : *Je ne puis pas aider à suspecter* ; un autre : *J'ai mon doute* ; et le troisième : *Cela a une apparence à la fois confondue et étrange.* Quant à l'hydropique ou la simulatrice, elle s'écrie : *Voyant et croyant, êtes-vous maintenant satisfaits de la vérité à laquelle on a monté le coup aux docteurs les plus savants?*

Une autre caricature sur le même sujet, *The Imposter or Obstetric dispute*, montre la même femme de face, avec un abdomen à terme, menaçant d'un balai un bottier qui lui crie : *Je dis que vos prophéties sont de satanés mensonges et que le vieux Jowzler en est le père!* Au premier plan, à droite, a lieu une consultation entre trois médecins qui disent : *Je pense que c'est un cancer. — Je parierais ma réputation qu'il en est ainsi. — Avez-vous touché, cher Docteur?*

On trouvera dans l'*Histoire des accouchements*, de l'un de nous, la fameuse mystification de Maria Tofts, de Gaildford, qui prétendait avoir accouché d'une portée de lapereaux, épisode dont le crayon d'Hogarth[1] et la plume de Voltaire se sont ironiquement amusés.

1. *Histoire des Accouchements*, fig. 118, et l'*Obstétrique dans les beaux-arts*, fig. 166 et 167.

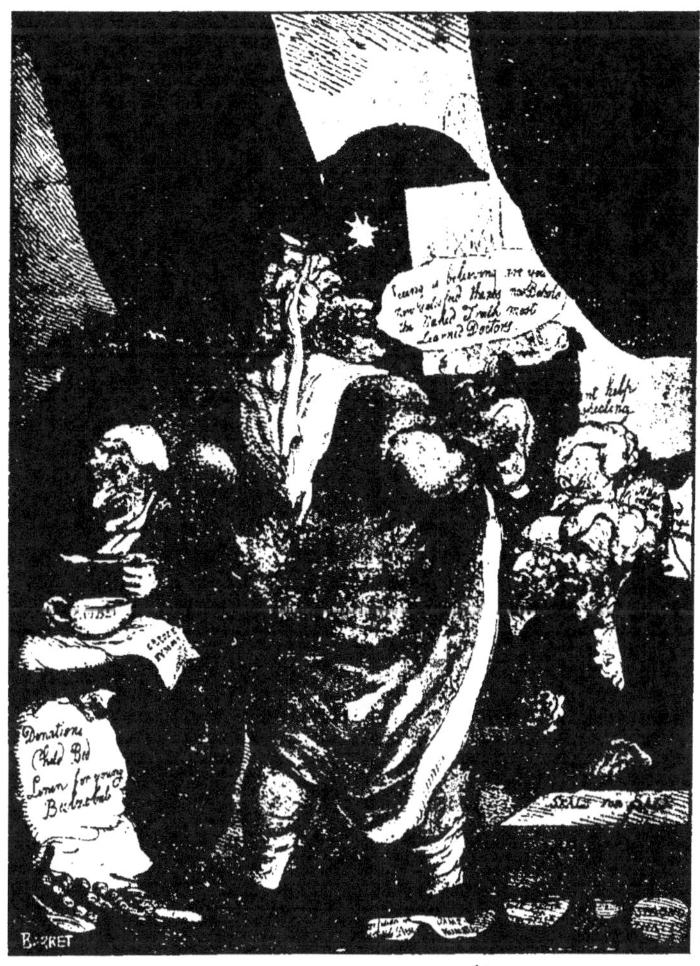

Fig. 16. — L'inspection médicale.
(Gravure anonyme).

✠ ✠ ✠

CARICATURES MÉDICALES
DE WILLIAMS HOGARTH (1697-1764).

De l'œuvre considérable de Hogarth, deux pages seulement sont consacrées aux médecins, mais il rachète la quantité par la qualité, et les maltraite d'importance. Dans la première (fig. 17), sous la légende de *Consultation de Médecins*, il réunit sur « l'Ecusson des croque-morts » des médecins célèbres, mêlés aux charlatans en vogue ; toutes ces figures sont des portraits satiriques. Nous donnons la traduction du commentaire de cette gravure, dû à la plume du révérend père John Trasler, d'après l'édition de 1883.

Cette planche est dessinée avec beaucoup d'humour, suivant les règles de la science héraldique ; on l'appelle : « Les armes des entrepreneurs de pompes funèbres », pour nous montrer lés rapports qui existent entre la mort et le docteur charlatan, ainsi que les os en croix qui sont en dehors de l'écusson. Quand un entrepreneur de pompes funèbres a besoin de travail, il ne peut mieux faire que de s'adresser à quelques-uns de ces messieurs de la Faculté, qui sont, pour la majeure partie, si charitablement disposés à fournir aux besoins de ces funèbres chasseurs de morts et les empêcher de mourir de faim dans les saisons salubres.

Par le sens de cette pièce, M. Hogarth ferait allusion à l'ignorance générale de cette partie de la tribu médicale et nous montrerait qu'ils possèdent moins de connaissances que leurs perruques volumineuses et leurs cannes à pommes d'or. Ils sont représentés dans une grave consultation sur la capacité d'un vase à uriner.

L'explication personnelle de ce blason par notre artiste est comme suit : La Compagnie des entrepreneurs de pompes funèbres porte, sur sable, un vase à uriner, en premier, avec

douze têtes de charlatans en second, et douze pommes de
cannes en or formant conseil. Sur le chef, un nuage, de l'her-
mine, un docteur complet sortant, échiqueté, soutenant dans
sa main droite un bâton du second. Sur la droite et sur la
gauche, deux demi-docteurs sortant du second, et deux pommes de cannes sortant du troisième. La première ayant un
œil, couchant vers la droite de l'écusson; le second faisant
face, par pal, en premier, et gueules de face, avec devise :
E plurima morlis imago (L'image générale de la mort).

On a dit des anciens qu'ils essayèrent de faire de la médecine
une science et qu'ils n'y ont pas réussi; des modernes, qu'ils
essayèrent d'en faire un métier et qu'ils y réussirent. Les
hommes de cette compagnie, du premier au dernier, sont modernes, et si l'on peut juger de leurs capacités par leur contenance, c'est assurément une sage compagnie. Leur profession est très étendue et ils vont de côté et d'autre, empochant
des guinées, aussi vite que leurs factures de chaque semaine
peuvent circuler, d'un bout de *Kent Street* à la fourrière
fameuse de Saint-Giles.

La majeure partie sont incontestablement des portraits ;
mais comme ces graves et sages descendants de Galien sont
partis depuis longtemps pour l'endroit où ils envoyaient précédemment leurs patients, il ne nous est pas possible d'en
reconnaître aucun, excepté les trois, qui sont, par distinc-
tion, placés sur le chef ou la partie la plus honorable de
l'écusson. Ceux qui, par leur position élevée, peuvent nous
amener naturellement à la conclusion que ce sont les plus
sagaces sangsues de leur temps, ont des marques trop vi-
sibles pour être méprisés. Celui qui est à la droite de l'écusson démontre, par un œil dans la pomme de sa canne, que l'on
a affaire au très accompli chevalier Taylor, dans l'histoire
merveilleuse duquel, écrite de sa main et publiée en 1761, on
rapporte des faits tels sur lui et d'autres, qu'ils ont excité
plus d'étonnement que les incomparables romans de Don
Belianis de Grèce, les *Nuits arabes* ou les *Voyages de John
Mandeville*.

La figure du centre, dans une veste d'arlequin, avec un os
dans la main droite, ou ce que le peintre nomme un bâton,
est généralement attribué à Mme Mapp, une femme mascu-
line, fille d'un certain Wallin, rebouteur à Hindon, dans le

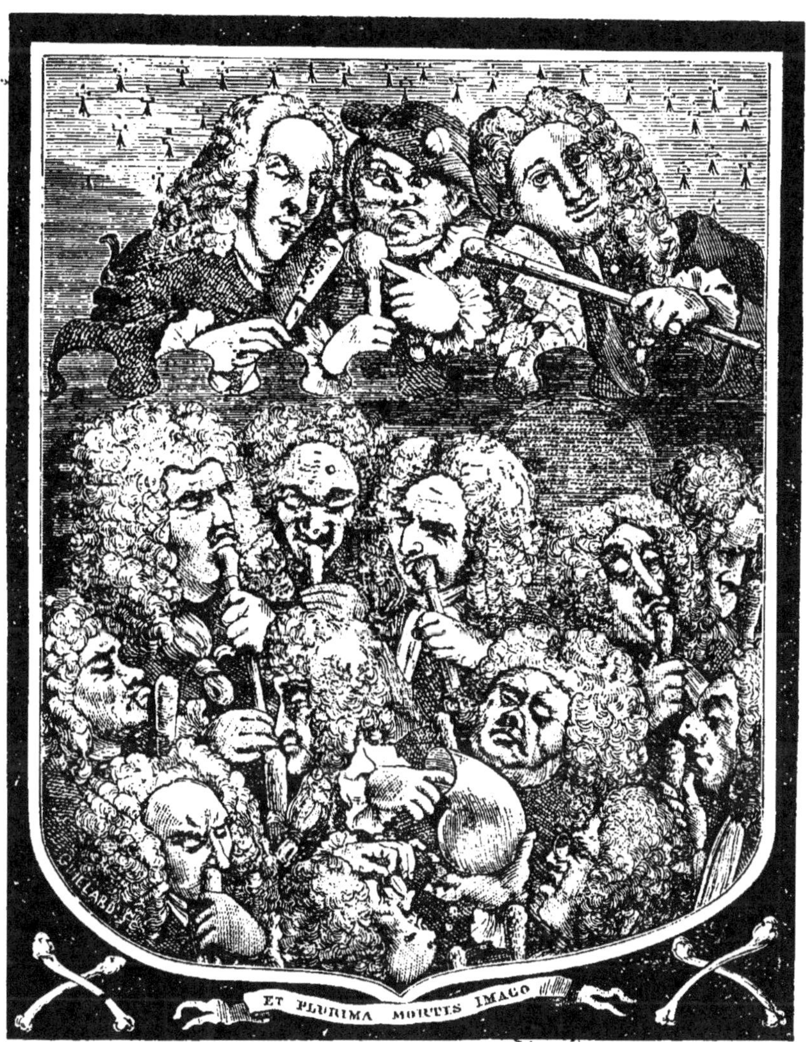

Fig. 17. — Consultation de Médecins

Wiltshire. Cette Thalestris femelle, aussi incompatible que cela puisse paraître à son sexe, adopta la profession de son père, voyagea par le pays, se faisant appeler Sarah la Folle, et comme un autre Hercule, fit des merveilles par la force de son bras.

Au côté gauche, est le docteur Ward, généralement appelé Ward le taché. Ce qui lui vient de sa joue gauche, qui était marquée d'une couleur de vin. Ce monsieur était d'une famille honorable et, bien que n'ayant pas une grande éducation, avait des talents supérieurs à chacun de ses coadjuteurs.

Pour le chef, cela doit suffire; quant aux douze têtes de charlatans, cannes or, en consultation, joints aux os en croix dans les coins, elles ont une apparence des plus mortuaires, et elles portent véritablement avec elles une image générale de la mort.

Au temps de Lucien, un philosophe se distinguait par trois choses : son avarice, son impudence et sa barbe. Au temps de Hogarth, la médecine était un mystère et il y avait trois choses qui distinguaient le médecin : sa gravité, la pomme de sa canne et sa perruque. Avec ces importants attributs, ce vénérable partisan était amplement doué.

Il n'est pas nécessaire d'analyser chaque caractère, mais la figure supérieure, sur le côté droit, avec une perruque comme un saule pleureur, ne devrait pas être négligée. Son aspect couleur de citron devait cailler le sang de tous ses patients. Dans la contenance de ses frères, il ne manque pas d'acides et tant aigre qu'il soit, chaque individu existait de son temps.

Un docteur de renom, connu seulement de ceux qui ont la santé rouillée, qu'il guérisse ou qu'il tue, réclame ce privilège, pour la mort ou la vie, d'avoir droit à la même récompense.

La seconde satire graphique du terrible moraliste est la dernière d'une suite ultra-réaliste, les *Quatre scènes ou étapes de la Cruauté*, qui montrent un jeune homme, d'un méchant naturel, dont le cœur, peu à peu, s'est endurci par des actes de barbarie répétés : il commence par tourmenter des animaux, puis il

arrive à un meurtre involontaire et termine sa vie par
une mort ignominieuse. La quatrième scène, l'étape
finale, est la *Récompense de la Cruauté* (fig. 18);
elle se passe à l'amphithéâtre : là, un aide chirurgien,
le scalpel à la main, dissèque, en présence du professeur et de ses élèves, l'assassin qui vient d'être pendu
à Tyburne. La hart est restée au cou du supplicié.
C'est encore le révérend père John Trasler, qui nous
fournira le commentaire peu bienveillant de cette
gravure.

Le progrès sauvage et diabolique de la cruauté est maintenant à sa fin, et le fil de la vie est coupé par l'épée de la justice. Le meurtrier est amené de la place de l'exécution au
Collège des chirurgiens et on le représente sous le scalpel
d'un disséqueur. Cette vénérable personne, ainsi que son
coadjuteur, qui extrait l'œil du criminel, et un jeune étudiant
qui scarifie la jambe, semblent avoir autant de sentiment que
le sujet qu'ils inspectent. Une contemplation fréquente de
scènes sanguinaires endurcit le cœur, amortit la sensibilité et
détruit toute sensation de tendresse.

Hogarth était des plus particulièrement exacts dans ces petits traits qui identifient. Des initiales T. N., faits à la poudre
à canon sur le bras, démontrent qu'il s'agit du corps de Tho-
mas Néron. On a objecté à la figure qui est empreinte d'horreur. Il faut reconnaître que cela dépasse la modestie de la
nature, mais il dévie si rarement de ses lois, qu'on peut excu-
ser un peu de licence poétique, là où elle produit l'humour
et élève le caractère.

Les squelettes, de chaque côté de la gravure, portent les
inscriptions de James Field, célèbre pugiliste, et de Macléan,
voleur renommé. Ces deux illustres personnages moururent
par la corde. Ils indiquent du doigt les armes du médecin, qui
sont gravées à la partie supérieure du siège du président et
qui sont : « une main tâtant un pouls »; prenant une guinée
aurait mieux convenu au métier. Les têtes de ces deux héros
du gibet sont tournées de telle manière qu'elles semblent
ridiculiser le président, « raillant sa dignité et regardant sa

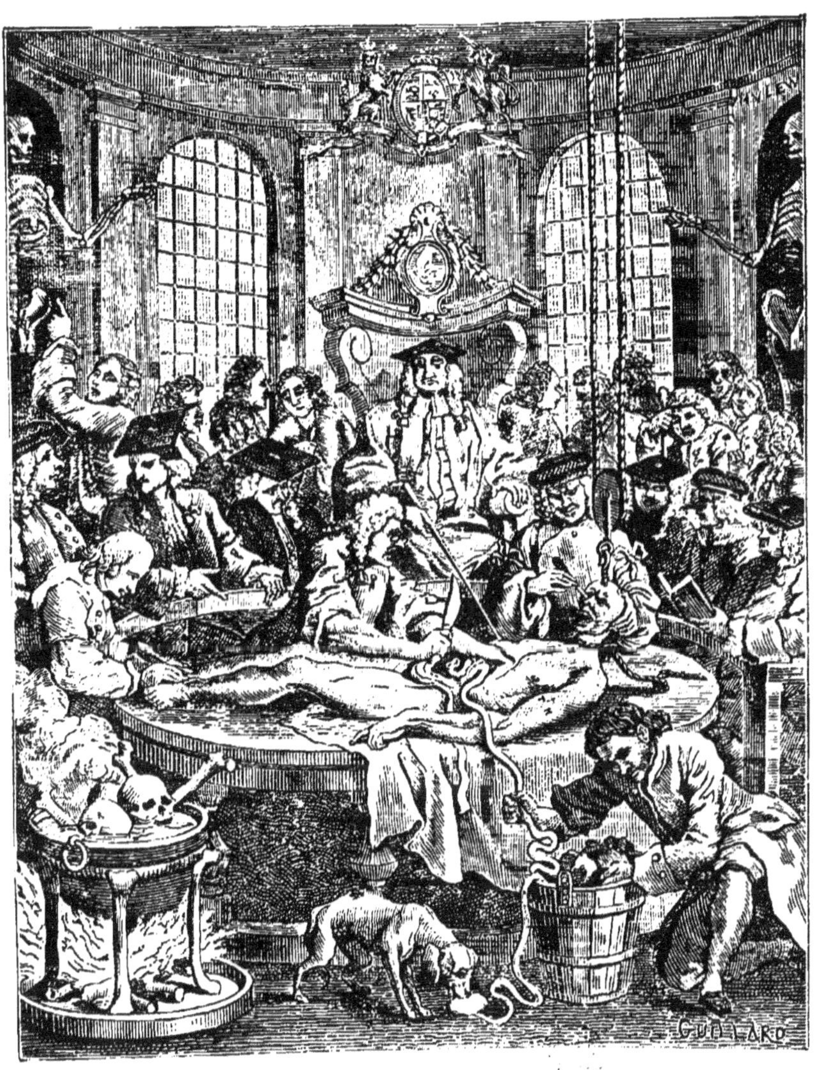

Fig. 18. — La récompense de la cruauté, par W. Hogarth.

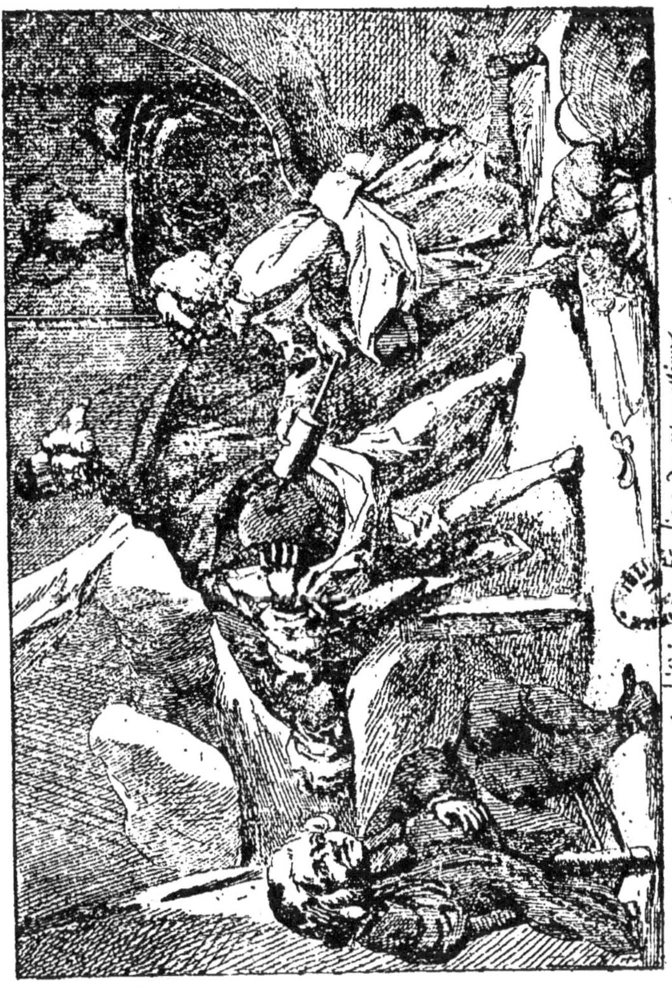

Fig. 19.

pompe avec une grimace. » Chaque contenance, dans cette horrible bande, est marquée avec cette importance médicale qui donne de la dignité aux professeurs. Nous découvrons que quelques-uns de ceux-ci sortent « des froids de la Calédonie ou des régions stériles. »

Un compagnon, déposant les intestins dans un seau, et un chien léchant le cœur du meurtrier, sont des objets dégoûtants et nauséabonds. Le vaisseau dans lequel le crâne et les eaux bouillonnent, donne quelque idée du chaudron infernal d'Hécate.

P. S. — Caricature politique (fig. 18), apparemment d'origine espagnole, communiquée à l'éditeur Pierre Pic, pour son supplément anecdotique, *Le Passé Para-médical*, de la *Revue de Médecine et de Chirurgie*, accompagnée de cette notice : « Caricature politique, que je dois à mon bon ami Witkowski ; d'après la note qui l'accompagne, elle représenterait le cardinal Dubois, le ministre d'Angleterre Stanhope et un ministre des Etats de Hollande. — Ils viennent de signer une triple alliance à la Haye contre l'Espagne. Les projets d'Alberoni donnent la colique à ces messieurs. »

✣ ✣ ✣

L'HUMOUR BRITANNIQUE

Le comte de ROCHESTER, célèbre par sa gaieté intarissable, rencontre le docteur Barrow, le plus grand mathématicien de son temps, qui le salue jusqu'à terre.

— Docteur, dit le comte en rendant le salut, je suis votre serviteur jusqu'au centre de gravité.

— Monsieur le comte, je suis le vôtre jusqu'aux antipodes.

— Adieu, docteur, je suis à vous jusqu'au fond de l'enfer.

— Adieu, Milord ; permettez que je vous y laisse.

✣ ✣ ✣

L'ESPRIT FRANÇAIS

On connaît peut-être le quatrain, un peu cavalier, envoyé par M. de SAINTE-AULAIRE à la duchesse du Maine, qui l'engageait à aller à confesse :

> Ma bergère, j'ai beau chercher,
> Je n'ai rien sur la conscience.
> De grâce, faites-moi pécher;
> Après, je ferai pénitence.

. Mais sait-on avec quelle gaillardise la princesse lui répondit :

> Si je cédais à ton instance,
> On te verrait bien empêché,
> Mais plus encore du péché
> Que de la pénitence.

On procédait à la vente du mobilier d'une courtisane célèbre, Mlle Deschamps. SOPHIE ARNOULD entend la princesse de Conti, sa voisine, s'exclamer avec indignation sur la richesse de l'ameublement. La comédienne garde d'abord le silence; mais s'apercevant que la princesse montre beaucoup d'humeur de voir porter à un prix excessif une chaise percée garnie de dentelles, de la recherche la plus magnifique, elle lui dit, sur le ton le plus respectueux : « Votre Altesse voudrait bien l'avoir au prix coûtant? »

L'abbé de Voisenon, mourant, fut invité par un prêtre à recevoir le viatique.

— Je le voudrais bien, répondit-il; mais mon médecin m'a défendu les farineux.

Ce sera notre mot de la *fin*.

TABLE DES MATIÈRES

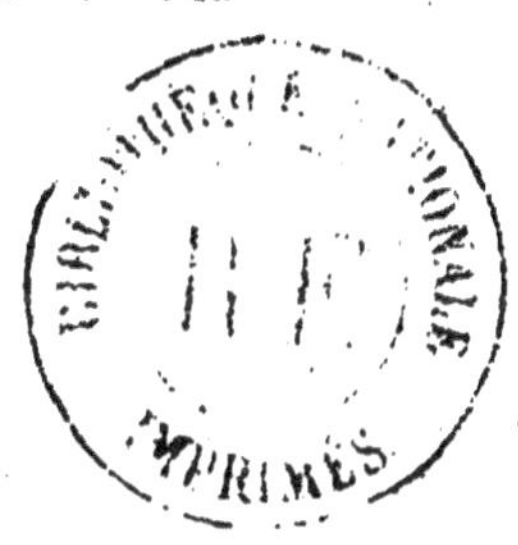

9 782329 275017